让关节"活"起来

——人工髋关节 100 问

第 2 版

林剑浩　李儒军　编著

科学出版社

北京

内 容 简 介

　　本书是关于人工髋关节置换和常见髋关节疾病的科普读物。全书分为4篇，分别为了解关节疾病、走近人工关节置换、人工髋关节置换术后康复、出院后常见问题和对策。通过对患者经常遇到的100个问题进行解答，通俗地讲述了几种常见髋关节疾病的表现、治疗和人工髋关节置换的术前、术后常见问题和注意事项等知识，并配以插图，以易于理解。

　　希望本书能让您对常见髋关节疾病和人工髋关节置换有大致的了解和认识。

图书在版编目（CIP）数据

　让关节"活"起来：人工髋关节100问 / 林剑浩，李儒军编著 . —2 版 .
—北京：科学出版社，2020.9
　ISBN 978-7-03-066006-0

　Ⅰ.①让…　Ⅱ.①林…②李…　Ⅲ.①人工关节－髋关节置换术－问题
解答　Ⅳ.① R687.4-44

　中国版本图书馆 CIP 数据核字（2020）第 167232 号

责任编辑：杨卫华 / 责任校对：孙小霞
责任印制：李　彤 / 封面设计：龙　岩

科 学 出 版 社 出版
北京东黄城根北街 16 号
邮政编码：100717
http://www.sciencep.com
北京建宏印刷有限公司 印刷
科学出版社发行　各地新华书店经销
*
2014 年 5 月第 一 版　开本：890×1240　1/32
2020 年 9 月第 二 版　印张：3 1/2
2022 年 11 月第三次印刷　字数：100 000
定价：39.00 元
（如有印装质量问题，我社负责调换）

前　言

1962年，英国医生John Charnley发明了人工髋关节假体，从此揭开了现代人工关节发展的序幕。自20世纪60年代以来，人工关节置换已经为数以千万计的晚期关节病患者解除了病痛，在临床上获得了极大的成功。因此，人工关节置换被誉为20世纪最伟大的医学发明之一。

从20世纪七八十年代开始，人工关节置换在我国逐渐普及。据统计，目前我国每年接受髋关节置换的患者超过20万例。然而，广大的髋关节病患者对髋关节病和人工髋关节置换手术可能并不十分了解，常有许多疑问，例如，这些髋关节疾病是怎么回事？应该怎样治疗？人工髋关节置换是怎么回事？什么情况下应该考虑进行髋关节置换手术？手术效果怎么样？人工关节能用多少年？手术后应该怎样进行康复锻炼？手术后哪些表现是正常的，哪些表现需要及时就医？手术后有哪些注意事项？

了解以上知识，对于髋关节疾病患者，尤其是即将或已经接受人工髋关节置换的患者非常必要。因此，我们编写了这本关于常见髋关节病和人工髋关节置换的科普读物。

针对诊疗技术的发展及临床上患者向我们提出的问题，我们在第1版的基础上对本书的内容进行了较大的修改，同时也对文字和图片进行了调整，使内容尽可能简洁明了，力求让本书内容科学、准确，通俗易懂，并贴近患者的实际需要。

书中难免存在不当之处，恳请广大读者批评指正！

编著者
2020年3月于北京

目 录

| 第二篇　走近人工关节置换 |

｜第三篇　人工髋关节置换术后康复｜

| 第四篇　出院后常见问题和对策 |

第一篇

了解关节疾病

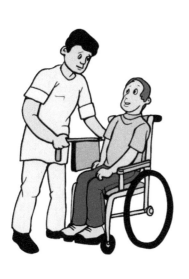

髋关节是人体最大的负重关节之一，主要由大腿骨（股骨）上端呈球形的股骨头和骨盆上的圆形"碗"（髋臼）两部分组成（图1-1）。髋臼的边缘还有一圈类似高压锅密封圈的组织，称为盂唇，起到进一步包容股骨头、稳定髋关节的作用。两者通过周围的肌肉、韧带、关节囊连接在一起，构成关节。正常的髋关节非常稳定。关节周围有丰富的肌肉，为髋关节的活动提供了动力。通过韧带和肌肉的作用，这两块骨之间能够进行平滑、均匀的活动。

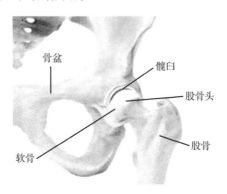

骨盆　髋臼　股骨头　股骨　软骨

图 1-1　髋关节

与膝关节一样，构成关节的骨表面覆盖着一层几毫米厚的光滑且有弹性的软骨，它起到缓冲关节受力和减少磨损的作用。除了关节面软骨外，滑膜能分泌特殊的液体来润滑关节。在健康的髋关节中，这种摩擦几乎没有。

正常关节的各个组成部分协调得非常好，但疾病或外伤可以打破这种协调，导致疼痛、肌肉萎缩和功能丧失。

> · 髋关节就是我们俗称的 "胯骨轴"，大致位置在腹股沟处。
>
> · 髋关节由大腿骨（股骨）上端呈球形的股骨头和骨盆上的圆形 "碗"（髋臼）两部分组成。

2 什么是股骨头坏死？

人体的骨骼由两大部分组成，分别是无生命的矿物质和有生命的非矿物质。有生命的物质需要有血液供应维持其生命，一旦血液供应中断就会发生坏死，这种坏死通常是不可逆的。股骨头缺血性坏死就是由于各种原因造成的股骨头血液供应被破坏，继而导致骨坏死，进而关节面塌陷，髋关节活动障碍（图 2-1）。

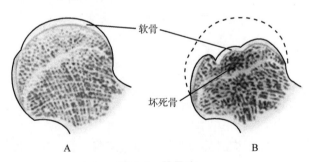

软骨

坏死骨

A   B

图 2-1　股骨头

A. 正常股骨头；B. 缺血性坏死股骨头

股骨头缺血性坏死的最大问题是髋关节功能的丧失，所以该疾病有致残的可能。

- 各种原因导致的股骨头血液供应受损，可导致股骨头骨质坏死。
- 股骨头坏死后股骨头表面塌陷，失去圆形的光滑结构，产生髋关节功能障碍。

3　为什么会得股骨头坏死？有办法预防吗？

造成股骨头缺血性坏死的原因分为两大类：①创伤因素，如股骨颈骨折、髋关节脱位等；②非创伤因素，如长期服用激素、过度饮酒、血供不良等。

股骨头坏死可发生于任何年龄，但以 30～60 岁最多见，无性别差异，以下患者尤其需要警惕。

（1）长期应用糖皮质激素者：一种是患者由于病情，需要长期大量服用糖皮质激素；另一种是某些医生或患者本人长期误用糖皮质激素治疗。

（2）长期大量饮酒者：随着社会的发展，人们的交往日益频繁，大量饮酒有时在所难免，而嗜酒者则对酒"情有独钟"，喝起酒来没有节制。

（3）有髋部外伤史者：随着交通运输事业的飞速发展，交通事故的发生率也在逐年上升，生活、工作、运动中因不慎造成的股骨颈骨折、髋关节脱位或无骨折脱位的髋部外伤均可造成供应股骨头的血管受到损伤，为以后股骨头坏死埋下很大的隐患。其中以股骨颈骨折并发股骨头坏死者最为多见，约占股骨头坏死的 30%。

（4）其他：潜水员、飞行员，需接受放疗者，肥胖症、高血压、糖尿病、动脉硬化、痛风、烧伤后、高血红蛋白病等患者，其发生股骨头坏死的风险也会升高。

股骨头坏死以髋关节疼痛、跛行为主要临床表现，疼痛多呈渐进性。早期可没有任何临床症状，而是在进行磁共振（MRI）或X线检查时被发现，也可以最先出现髋关节或膝关节疼痛，在髋部又以腿根痛出现较早。

股骨头坏死的预防基于其发病原因，主要包括以下三方面。

（1）积极处理髋关节外伤：髋关节外伤尤其是股骨颈骨折会影响股骨头的血供，如不积极治疗将显著增加股骨头坏死的发病概率。对股骨颈骨折者应采用牢固内固定，以促进股骨颈骨折处愈合，增加股骨头血运，防止骨坏死，术后应定期随访，适当口服促进血运的中药和钙剂，预防股骨头缺血性坏死的发生。

（2）戒酒：应改变长期酗酒的不良习惯或戒酒，脱离致病因素的接触环境。每天饮酒量超过半斤，连续10年以上则称为酗酒，其不仅可导致肝功能损害，还会影响关节周围的血液循环，以致发生股骨头坏死的概率明显高于正常人。据临床统计资料显示，酗酒所致股骨头坏死的患者约占股骨头坏死住院患者的1/3。在此提醒酗酒的人群，一定要慢慢改掉这个不良习惯，以免发生股骨头坏死。

（3）合理使用激素：激素在临床上用于抗炎、抗过敏的效果很好，对系统性红斑狼疮、牛皮癣、类风湿关节炎、器官移植术后、过敏性疾病等都具有不可替代的作用，但如果长期过量使用，则会引起血液循环障碍，供血不足，最终出现股骨头坏死。因相关疾病必须应用激素时，需掌握短期、适量的原则，并配合扩血管药、维生素D、钙剂等，切勿不遵医嘱自作主张，滥用激素类药物。

·导致股骨头坏死的常见"三大"原因：

（1）长期或大量服用糖皮质激素。

（2）长期大量饮酒。

（3）髋部外伤，尤其是股骨颈骨折。

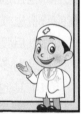

4　得了股骨头坏死，日常生活需要注意什么？

　　小敏刚 19 岁，诊断为白血病并接受了骨髓移植治疗，因病情需要不得不使用激素。后逐渐出现左侧大腿根间断疼痛、不适，行髋关节 X 线检查未发现明显异常，进一步行 MRI 检查才发现原来是早期的股骨头坏死。小敏和她的父母听到这个消息后既害怕又着急，该怎么办呢？

　　第一，克服恐惧心理。股骨头坏死不像肿瘤，不会危及生命，其最大的困扰是疼痛，最坏的结果是股骨头变扁、塌陷，继发髋关节骨关节炎，髋关节疼痛、活动受限，甚至强直，伴跛行。虽然股骨头坏死完全治愈的可能性很小，但如果进行及时、合理的治疗，股骨头坏死的进展可以得到很大程度的延缓，而且股骨头坏死即使进展到晚期，还可以通过关节置换这一成熟的治疗技术来保留髋关节的功能。所以得了股骨头坏死的患者及其家属不必过分恐惧，应当及时到正规的医院寻求帮助，以免病急乱投医或采取一些过激的治疗措施。

　　第二，对于早期的股骨头坏死患者（股骨头完好未塌陷），可让其在拐杖辅助下下地活动，如使用单拐，应注意将拐杖拄在健侧。一味地限制患者活动甚至长期卧床不敢下地是没有必要的，这样不仅不能有效防止股骨头坏死的进展，还会导致肌肉、关节功能及人体功能快速下降。可以进行一些非负重的下肢肌肉力量锻炼，如勾脚抬腿、侧抬腿等。

　　第三，可以在生活中采取一些促进血液循环的措施，如泡热水澡、服用活血药物等。

· 得了股骨头坏死要注意：

（1）避免病急乱投医，应该规范治疗。

（2）控制体重，减少负重，可以进行非负重锻炼，如游泳、骑自行车等，可以考虑拄拐辅助。

5 股骨头坏死怎么治疗?

对于股骨头坏死,目前尚没有形成统一的治疗方案,其治疗方法种类繁多,这也反映了对于股骨头坏死目前还没有一种效果非常好的治疗方法。总的来说,对于股骨头坏死的治疗,需要综合患者年龄和股骨头坏死程度两方面因素考虑。

对于较年轻(一般年龄不超过 40 岁)的早期股骨头坏死(股骨头没有明显塌陷)患者,可以考虑尝试"保头"手术治疗,手术方式包括旋转截骨,避免坏死区负重、坏死灶清理植骨等。对于合适的患者,这些手术的成功率能达到 50% ~ 70%。还有一种比较简单的微创手术,即股骨头髓芯减压术,也是治疗股骨头坏死的一种比较经典的手术,对于症状明显的早期股骨头坏死患者可以考虑使用,它的主要目的是减轻股骨头坏死区域的髓内压力,缓解疼痛。该手术与截骨、植骨等手术相比,优点是创伤小,但缺点是"保头"成功率较低。

对于年龄较大(超过 40 岁)的股骨头坏死患者,一般不主张进行大的"保头"手术。如果股骨头尚没有塌陷,可以考虑进行股骨头髓芯减压术;如果股骨头已经塌陷,而且疼痛、活动受限明显,可以考虑进行人工髋关节置换术。

还有很多针对股骨头坏死的保守治疗方法,如药物、冲击波,甚至高压氧等。这类治疗更多的是缓解症状,与手术相比,"保头"成功率更低。

如果怀疑有股骨头坏死,建议先到正规医院进行检查、确诊。能否"保头",需要综合年龄和股骨头塌陷的情况进行评估。

需要提醒患者的是,得了股骨头坏死,切忌病急乱投医。有的人正是抓住了患者的这种心理,针对股骨头坏死这类治疗困难的疾病进行大肆、夸大的宣传。

· 股骨头坏死的治疗：

（1）治疗方法很多，但并没有统一的治疗方案，需要综合考虑年龄、病情等情况。

（2）药物等保守治疗主要是缓解症状。

（3）较年轻的早期股骨头坏死患者可以考虑进行手术"保头"。

（4）如果股骨头已经明显塌陷，疼痛严重，可以考虑人工髋关节置换手术。

6　什么是髋关节发育不良？

髋关节，也就是老百姓常说的"胯骨轴"，由一个"头"和一个"碗"组成，这个"碗"就是髋臼，"碗"有一定的深度，"头"就嵌在"碗"里。周围有肌肉和韧带的保护，既有灵活性又有稳定性。而髋关节发育不良则是因为各种先天原因造成的髋关节结构异常，主要就是"碗"变浅了，不能很好地容纳"头"，以致产生髋关节半脱位、脱位等，使髋关节功能异常（图6-1）。

本病的危险因素有女孩、第一胎、父母患有髋关节发育不良、妊娠时胎儿臀位（俗称"坐胎"，即胎儿臀部先娩出）、裹"襁褓"等。

髋关节发育不良一定要早发现、早治疗。建议新生儿在6周时进行常规髋关节B超检查以排除髋关节发育不良。越早发现，治疗越简单，效果也越好。如果治疗不及时，就会产生髋关节的关节炎，造成疼痛和关节功能障碍，这时就不得不实施髋关节截骨矫形甚至髋关节置换。

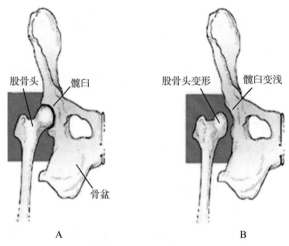

图 6-1 髋关节
A. 正常髋关节；B. 髋关节发育不良

- 髋关节发育不良就是髋臼"碗"变浅，不能很好地容纳股骨头。
- 在新生儿 6 周时进行髋关节 B 超检查可以判断是否有髋关节发育不良；早发现、早治疗，髋关节发育不良是可以治愈的。

7 髋关节发育不良有哪些表现？

幼儿的髋关节发育不良表现为大腿皮纹和臀纹不对称、关节弹响和下肢不等长等，并可见双臀外观不对称。

若治疗不及时，随着年龄的增长，可出现跛行、鸭步、下肢不等长，并可逐渐出现疲劳性疼痛等症状。

成人的髋关节发育不良大多在 25 ～ 40 岁出现症状。早期的表现为髋关节疲劳、酸胀、隐痛，出现这些症状的部位可以是在大腿根，也可以是大腿前方或臀部。当疾病进展时，关节疼痛加重，并出现跛行及静止时疼痛，由于股骨头向外上方移位，患肢变短。随着骨关节炎的加重，关节的活动也逐渐受到影响。

8 得了髋关节发育不良怎么办？

对于髋关节发育不良，关键在于早发现、早治疗。干预治疗越早，疗效越好。对于不同年龄段的患者，治疗方法也不同。

（1）出生至 6 个月：首选吊带治疗，其他治疗方法包括支具、闭合石膏固定。

（2）7～18 个月：首选麻醉下闭合复位、石膏固定。如闭合复位困难，则改行切开复位。

（3）18 个月至 8 岁：2 岁以内仍有可能试行闭合复位，但多数患儿需切开复位及行截骨术。骨盆及股骨近端截骨，不仅矫正了髋臼、股骨近端本身的畸形，还增加了复位后的稳定性。

（4）8 岁以上（包括成人）：应均衡下肢长度，预防继发脊柱畸形，下肢不等长者可通过鞋底厚度来调整。对于该年龄段的患者，目前在治疗上尚存在争议，截骨手术治疗适应证欠明确，手术操作困难，手术并发症多，疗效不确定，故应谨慎采用，并由经验丰富的专职医生参与。对于症状明显、继发骨关节炎的患者，可根据年龄及疾病严重程度来选择治疗方案：年龄＜ 45 岁的早期骨关节炎患者，可行髋关节截骨矫形术进行矫治；年龄＞ 45 岁的晚期骨关节炎患者，可考虑行髋关节置换术进行治疗。

· 髋关节发育不良，关键在于早发现、早治疗。

· 如果治疗及时，大多数患儿是可以治愈的。

· 出生后 6 个月内是髋关节发育不良治疗的"黄金期"。

9 什么是类风湿关节炎？

人体能活动的关节多数都有内衬——滑膜，好比篮球或排球的内胆，包绕着关节，能分泌关节液，起到润滑和营养的作用，得了类风湿关节炎之后，滑膜有了炎症，会将软骨、骨等一点点地"吃掉"，而且损害关节周围的肌肉、韧带，最终导致关节残废（图 9-1）。在整个过程中还会损害身体的其他器官，所以它是一种全身性疾病。类风湿关节炎十分常见，尤以年轻女性多见，但也会发生在儿童和老年人。

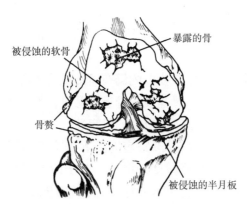

被侵蚀的软骨

暴露的骨

骨赘

被侵蚀的半月板

图 9-1 类风湿关节炎示意图

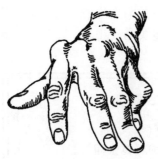

图 9-2 类风湿关节炎患者手的畸形

目前尚不清楚类风湿关节炎的确切病因，可能和遗传基因、内分泌因素、感染、风寒和湿冷天气等因素有关。

常见的症状有晨起后关节僵硬，活动不便，特别是手和脚；手和脚的许多小关节对称性发病，出现红、肿、热、痛症状；有些患者双手出现畸形改变（图 9-2）。

另外，在经常受压或摩擦部位的皮下（如肘部）出现无痛肿块，以及其他器官损害之后的表现。

在化验检查方面，类风湿因子（RF）常呈阳性，但阴性也不能除外，另有轻度贫血、红细胞沉降率（简称血沉）加快等。

类风湿关节炎通常会有 6 ～ 8 年的活跃期，然后症状减轻。根据笔者所在科室的临床经验，部分 60 岁以后才患类风湿关节炎的患者，其症状通常较年轻患者轻微，也有更长的缓解期。类风湿关节炎患者，每 10 个人中就有 1 个人在第一次发作后便进入缓解期，此后再也没有出现任何症状。

10 得了类风湿关节炎怎么办？

类风湿关节炎的诊断需要综合分析病史、体格检查、化验和影像学检查后才能准确诊断。类风湿关节炎越早确诊、早治疗，相应地效果就越好。对类风湿关节炎进行积极的规范化、个体化药物治疗，可以控制病情进展，保护关节功能。通常应用的治疗类风湿关节炎的药物有非甾体抗炎药、慢作用缓解病情的药物、激素和生物反应调节剂四类。

有的类风湿关节炎，特别是幼年类风湿关节炎，一般病情进展较快，在尽早进行规范治疗的同时，应避免膝关节发生挛缩、畸形甚至关节融合，在类风湿关节炎滑膜破坏的早期进行滑膜切除可以有效预防关节畸形。关节畸形严重、功能低下，X 线检查显示关节间隙明显狭窄时可以行关节置换术，以改善外观及功能。

11 什么是强直性脊柱炎？

脊柱，即通常所说的大梁骨，正如其名，其不仅是人体的"顶梁柱"，还是最重要的支撑结构，但同时又有一定的弯曲度和活动度，尤其是颈部和腰，使人们能完成各种动作。强直性脊柱炎是一种可累及多个器官的自身免疫性疾病，主要侵犯脊柱，使脊柱的各节骨"融合"在一起，失去活动度，成为一根"直棍"，活动严重受限。本病多数在青少年期起病，并有明显的家族聚集现象。

强直性脊柱炎的临床表现：开始是下背部、下腰部疼痛，脊柱僵硬，活动不便；随后疼痛及僵硬感逐渐加重，甚至翻身也会感到困难；待椎体间隙消失后，脊柱活动受到限制，附近肌肉也开始萎缩，颈部逐渐不能伸直，也不能左右转动，显得"犟头倔脑"，若有人在后面喊一声，患者也只能来个全身大转弯才能看到对方。此外，还有关节之外的表现，如虹膜炎、心血管病变、肺纤维化、神经系统和肾脏的损害等，有可能造成严重后果。

12 得了强直性脊柱炎怎么办？

本病本身引起死亡者极少，但给患者带来极大的功能障碍，当侵犯髋关节时，患者行走困难，丧失活动能力，所以治疗的目的是控制炎症，缓解疼痛，防止畸形，保护功能。

治疗应是综合性的，包括药物、体疗、理疗、康复、心理及外科等各方面。

药物主要包括非甾体抗炎药、柳氮磺胺吡啶（缓解病情的药物）、免疫抑制剂及中药雷公藤等。

还有一点更重要，在治疗的过程中应该指导患者进行一些康复训练。强直性脊柱炎患者最担心关节发生非功能位的强直，如腰弯了、脖子抬不起来等，这会给以后的生活带来很多不便，并且这种病变是"潜移默化"形成的，所以应当建议患者躺硬板床，不要总弯腰，多仰脖子，多抬头，必要时可以戴一个颈托，这非常重要。强直性脊柱炎患者正确的睡觉姿势如图 12-1 所示。

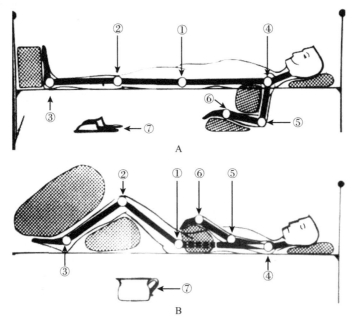

图 12-1 强直性脊柱炎患者睡觉姿势

A. 强直性脊柱炎患者睡觉姿势的功能位（正确）；B. 强直性脊柱炎患者睡觉姿势的非功能位（错误）
①髋关节；②膝关节；③踝关节；④肩关节；⑤肘关节（A）/ 胸椎（B）；⑥腕关节（A）/ 腰椎（B）；
⑦鞋子（A）/ 尿壶（B）

　　另外，强直性脊柱炎后期，当肋椎关节强直后，患者的呼吸运动受到抑制，大部分强直性脊柱炎患者晚期都是腹式呼吸，所以在这之前一定要告诉患者戒烟，同时要做吹气运动，如多吹气球和喇叭，以增加肺活量，对于患者的康复会有帮助。

　　发展至髋关节功能严重受损、强直的患者可行髋关节置换术。

13 什么是骨关节炎？

　　骨关节炎是关节炎中最常见的类型，又称退行性关节炎，是以关节内软骨变性及破坏、关节边缘及软骨下的骨质过度增生为特点的中老年人常见病，有超过 50% 的 65 岁以上老年人患有此病，据估计，我国目前有超过 1 亿人患有骨关节炎。骨关节炎可以被通俗地理解为关节的 "老化"、退变，从这个角度来讲，骨关节炎其实不算 "病"，而是如同随着年龄的增长出现头发变白、牙齿松动的自然 "老化" 现象，但它又的确是一种疾病，因为它会给患者带来极大的痛苦，甚至使患者丧失运动功能。

人体所有关节内几乎都有一个起软垫或避震器作用的 "装置"，这个装置就是软骨。软骨弹性极强，覆盖和保护骨末端，用以应对生活中的跳跃、摩擦等动作。年轻时软骨是正常的，但随着年龄的增长，软骨逐渐发生退变，甚至消失。失去了软骨的保护，关节就会发生骨与骨之间直接的摩擦碰撞，患者会感到关节疼痛、肿胀。同时，在骨与骨之间的直接摩擦刺激下，关节会向旁边增生形成骨刺，从而使其活动受到影响（图 13-1）。

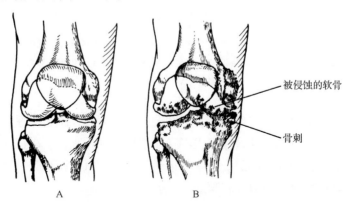

被侵蚀的软骨

骨刺

A   B

图 13-1　正常膝关节（A）及有骨关节炎的膝关节（B）示意图

- ·骨关节炎本质是关节的退变、 "老化"。
- ·骨关节炎最主要的改变是关节软骨的退化、变薄，甚至消失。

14 为什么会得骨关节炎？

骨关节炎的确切病因尚不清楚，可能与以下几种原因相关。

（1）年龄：年龄越大，软骨及周围肌肉退变的程度也就越大；骨关节炎一般是上了年纪才会有，年轻人很少会患骨关节炎。

（2）性别：女性患骨关节炎的风险更高，为男性的 2～3 倍。

（3）肥胖：体重过重增加了关节的负荷，从而增加了软骨破坏的风险。

（4）损伤：曾经有过关节损伤，如扭伤、脱位、韧带损伤、半月板损伤、关节骨折等。

（5）膝关节畸形：如"O"形腿、"X"形腿，由于畸形，导致膝关节受力不均，局部应力集中，从而增加了软骨破坏、退化的风险。

（6）遗传：有些家族可能有软骨的缺陷，但这些因素导致软骨的真正损害一般要等到年老之后才会表现出来。

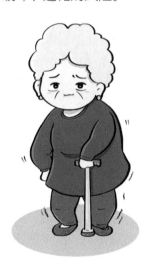

（7）其他类型的关节炎：它们造成关节损伤并最终导致骨关节炎的发生。

"胖老太太"是骨关节炎的高危人群，这里面包含了骨关节炎的三大危险因素："胖"——肥胖；"老"——年龄大；"太太"——女性。因此，这类人群尤其需提高警惕，一方面要注意预防骨关节炎的发生，另一方面如果出现了关节疼痛、发僵等类似骨关节炎的症状，应及时就医。

15 骨关节炎有哪些表现?

骨关节炎的症状通常发展缓慢,最常见的症状是关节疼痛和发僵,这种疼痛和发僵感在久坐后活动时明显,可于活动后有所缓解,但过度活动后又会导致症状加重。

骨关节炎可累及全身多个关节,常见的部位包括膝、腰椎和手,其他部位的关节也可累及,包括颈椎、髋、足等。其中,对人影响最大的大概是膝和腰椎的骨关节炎,这两个部位的骨关节炎不仅受累的人群范围大,而且对人的生活影响也大。

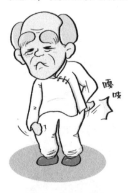

膝关节骨关节炎的常见症状包括以下几方面。①关节疼痛:尤其是活动关节时,如上下楼梯时;②僵硬:不再像以前那样灵活自如;③肿胀:有时还可以听见肿大的关节内有骨与骨摩擦的声音。

腰椎的骨关节炎(又称"腰椎退变")最主要的症状是腰背痛。另外,由于发自腰部的腿部神经受影响,腰椎骨关节炎还会引起腿部的症状,如腿麻、腿部放射痛(典型的放射痛表现为大腿根后部窜至脚后跟的疼痛)、腿部发沉无力等。

至于手指的骨关节炎,通常会造成晨间僵硬,手指不能灵活弯曲。不过东方人的病情多半比西方人要缓和,通常可以用药物治疗,无须考虑手术。

髋部的骨关节炎相对较少,而且多继发于其他髋关节病变,如髋臼发育不良、髋关节撞击综合征、强直性脊柱炎、类风湿关节炎等。

· 骨关节炎最主要的表现是关节疼痛和发僵。
· 如果因为受凉、使用过度等原因并发滑膜炎时还会出现关节肿胀。

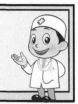

16 得了骨关节炎该怎么办？

　　陈老师年逾七十，两个膝盖有骨关节炎多年，但控制得不错，也一直坚持锻炼，每天都会去广场扭秧歌。最近感觉两个膝盖酸痛不已，陈老师以为多活动活动会好起来，但这两天，连行走都变得困难了。医生检查，诊断为双膝骨关节炎，关节有积液。为此，陈老师特地来到笔者所在医院骨关节科咨询有关事项。

　　骨关节炎是一种慢性病，疾病进展慢、病程长。因此，骨关节炎的治疗更多地依赖患者的自我管理。什么是疾病的自我管理？就是患者自己对所患疾病进行管理，包括了解该病是怎么回事、该怎么治疗、日常生活该如何调整、什么时候需要就医并进行诊治等。

　　对于骨关节炎患者来说，需要了解骨关节炎到底是怎样一种疾病，规范的治疗方案是什么，如何调整饮食和控制体重，怎样进行合理的运动锻炼，如何规范地用药，以及如何应对和控制关节疼痛，后文将逐一进行详述。

17 骨关节炎该怎么治疗？

　　骨关节炎作为一种常见病，世界各国的临床医生和学者们已经针对其治疗方案进行了多年的研究，早已制订出一套规范的治疗方案。根据骨关节炎的严重程度，可采用"阶梯化"治疗（图 17-1）。

　　对患者进行健康宣教、控制体重、锻炼、理疗等是骨关节炎治疗的基石，症状明显的患者配合使用药物，少数病情严重的患者可以采用手术治疗。

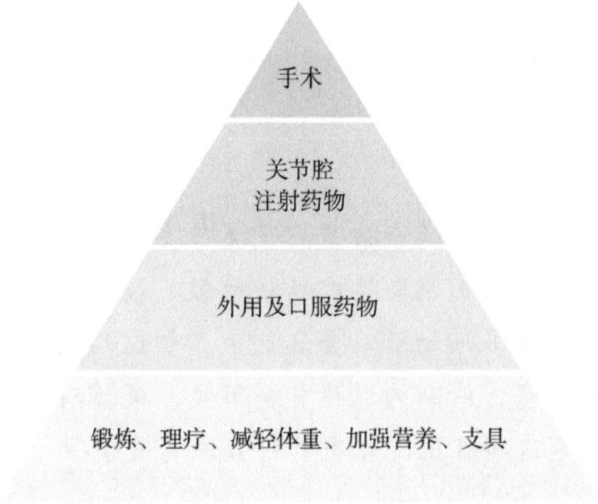

图 17-1　骨关节炎"阶梯化"治疗

药物治疗具体见"20.治疗骨关节炎常用的药物有哪些？"。

手术治疗包括关节镜下修整、关节截骨矫形、单髁置换、全膝关节表面置换等。半月板撕裂或游离体伴有关节绞锁、腿软等机械症状时可考虑进行关节镜下修整；关节内、外翻畸形的较年轻患者（一般年龄在55岁以下）可考虑行截骨矫形；对于年龄较大（一般年龄在60岁以上）、病情严重的患者可考虑行关节置换术。

· 大多数骨关节炎患者通过健康宣教、控制体重、锻炼、理疗等就可以控制病情。

· 症状明显的患者配合使用药物。

· 少数病情严重的患者可以采用手术治疗。

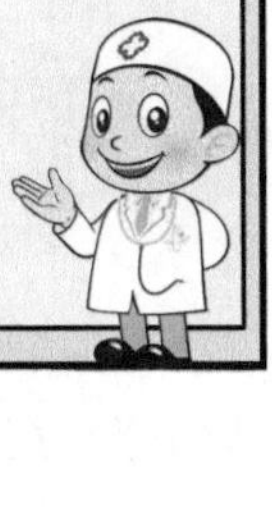

18 得了骨关节炎后该如何饮食和控制体重？

体重的管理是骨关节炎自我管理中非常重要的一环。体重超标的骨关节炎患者一定要努力减轻体重。

超重的危害：①直接增加膝关节等下肢关节的负担，增加骨关节炎发生的风险；②导致骨关节炎更快地进展；③加重骨关节炎的症状。也就是说，超重的骨关节炎患者，通过减轻体重，可以延缓骨关节炎疾病的发展，减轻骨关节炎的疼痛等症状。

怎样控制体重？一是要健康饮食，二是要合理地运动锻炼，即人们常说的"管住嘴，迈开腿"。

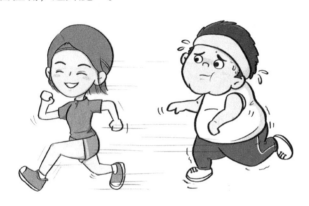

健康饮食：①早餐多吃，晚餐少吃；②多吃水果、蔬菜，补充足够的蛋白质（鸡蛋、鱼、瘦肉等），限制糖类（主食、甜食）。

19 得了骨关节炎后该怎样进行运动锻炼？

除非是骨关节炎急性期、关节肿胀时需要限制活动外，骨关节炎患者应积极进行运动。适当的运动不仅能防止肌肉萎缩、延缓关节退变的进展，而且更重要的是对"三高"（即高血压、高血脂、高血糖）及心脑血管疾病等都具有防治作用。

（1）关节活动范围锻炼：膝关节伸直和打弯练习。

（2）肌肉锻炼。

1）股四头肌锻炼（勾脚抬腿锻炼）：勾脚尖，蹬脚后跟，尽量将腿绷直，抬腿，坚持 5 ～ 10 秒后，放下。10 个一组，建议每天 10 组左右。

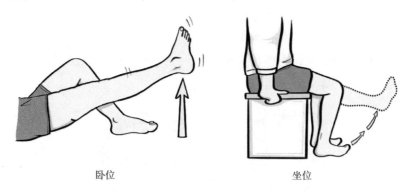

卧位 坐位

2）臀中肌锻炼（侧抬腿锻炼）：侧躺，将腿绷直，将腿向侧方抬起，坚持 5 ～ 10 秒后放下。10 个一组，建议每天 10 组左右。

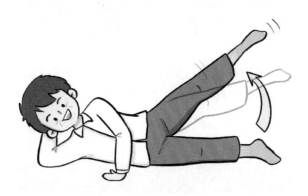

（3）耐力锻炼：选择一种适合自己的方式，循序渐进，持之以恒。刚开始锻炼时运动量不要太大，逐渐加量，最终达到目标量，即每天 30 分钟（如果关节不能完成单次 30 分钟，可以分成 2 ～ 3 次进行），每周进行 3 ～ 5 天。

1）步行：简单易行，耐力锻炼的首选。

2）骑车／健身车（静态自行车）：非负重锻炼。

3）游泳：膝关节不好的患者，建议进行自由泳，不建议蛙泳。

应尽量减少或避免如登山、上下楼梯、蹲起、提重物、超出关节承受能力的长距离行走等活动。

膝关节骨关节炎患者在进行行走锻炼时可以适当借助辅助工具。例如，①拐杖：可以帮助患者减轻髋、膝等关节的负担，需要注意的是要将拐杖拄在健侧。②佩戴支具：膝关节骨关节炎患者可尝试佩戴支具（图 19-1）或护膝，支具具有稳定关节的作用，特殊类型的支具还可以矫正膝关节的畸形，减轻膝关节局部的负担。

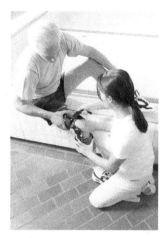

图 19-1　佩戴支具

20 治疗骨关节炎常用的药物有哪些？

总的来说，目前对于骨关节炎的治疗尚缺乏有效、可逆转病情的药物，临床上常用的药物主要有以下 5 类。

（1）消炎镇痛药 [非甾体抗炎药（NSAIDs）]：扶他林、布洛芬、乐索乐芬、塞来昔布等。这类药物有口服的，也有外用的，是各种版本骨关节炎治疗指南的"一线用药"。骨关节炎不仅是关节退变疾病，也是一种炎症性疾病（无菌性炎症），非甾体抗炎药可以抑制骨关节炎的炎症反应。一般在关节疼痛较重或关节肿胀急性加重期应用，需要在医生的指导下使用。主要的副作用是胃肠道黏膜损害，有消化性溃疡的患者尤其需要慎重使用。

（2）阿片类药物：如羟考酮、曲马多（奇曼丁）等，也分为口服和外用贴剂两种剂型。镇痛效果较非甾体抗炎药强，主要针对中等程度以上的慢性疼痛。疼痛较严重、非甾体抗炎药效果不佳的患者可以配合使用这类药物，主要副作用是头晕、恶心、呕吐。

（3）氨基葡萄糖：疗效不确切。有研究报道称其有效，也有报道称其无效。氨基葡萄糖在美国等国家作为一种保健品在使用。对于服用后没有明显副作用的患者可以选择使用该药。

（4）玻璃酸钠：关节腔注射用药，起润滑关节的作用。对于关节发僵、发涩的患者可以选择使用，但是有关节积液的患者不宜使用。

（5）糖皮质激素：局部注射。其治疗效果明显，但应限制使用。关节急性加重期使用可以明显缓解炎症，减轻症状，但反复使用可能会对关节造成损害。

（6）中药膏药：一般都有活血化瘀成分，关节肿胀积液期不建议使用。

> · **NSAIDs** 是骨关节炎治疗的主要药物，可以在症状明显时选用。
> · 在关节急性加重期关节腔注射糖皮质激素可以明显缓解炎症、减轻症状，但使用时需慎重。

21 骨关节炎疼痛怎么办？

疼痛是骨关节炎最主要的症状。在日常生活和运动锻炼过程中不可避免地会遇到关节疼痛情况。怎样才能平衡好关节疼痛与运动锻炼？

首先，需要学会对关节疼痛程度自评，即视觉模拟评分法（VAS评分），如图 21-1 所示，0 分表示没有疼痛，10 分表示剧痛、最严重的疼痛，根据疼痛情况对关节疼痛程度进行评分。

在日常生活和运动锻炼中，2 分以下的疼痛是安全的，2～5 分的疼痛及 24 小时内可以缓解的疼痛是可以接受的。如果疼痛超过 5 分则提示危险，需要对运动量进行调整（图 21-2）。

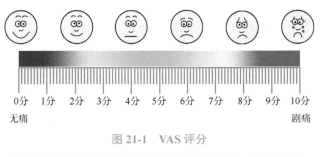

图 21-1 VAS 评分

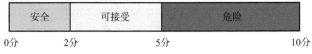

图 21-2 VAS 评分及危险程度对应情况

　　如何缓解疼痛？主要有以下几种措施：①休息；②冰敷；③如果 24 小时疼痛仍不缓解，可以辅助使用非甾体抗炎药等药物。

22 骨刺是怎么回事？是不是把骨刺去掉骨关节炎就治好了？

　　骨刺就是骨质增生，是骨关节炎（又称退行性关节炎）的临床表现之一。随着年龄的增长，几乎所有人都不可避免地会出现骨质增生和骨关节炎，其中以膝关节、手部关节，以及颈椎和腰椎最为多见。

　　很多人一看见 X 线检查报告显示有骨质增生就担心得不得了，到了谈骨质增生就色变的程度。其实，骨质增生是很普遍的现象，而且骨质增生只是一个表象，并非病源所

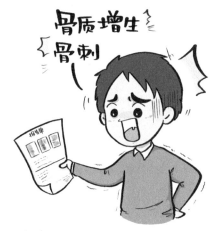

在。形成骨质增生的原因在于关节的稳定性下降，关节周围的肌肉、韧带等软组织不足以维持关节的良好稳定性，为了保持稳定，人体会在关节周围"代偿性"地生长出一些"骨头"（即骨质增生）来增强关节的稳定性。所以，骨刺实际上是对人体的一种保护措施，是对关节不稳、肌肉力量薄弱的一种调节，目的是增强关节的稳定性。骨关节炎的治疗也不是单纯地把骨刺去掉这么简单。如果关节的稳定性没有恢复，骨刺去掉后则还会再长。

- 关节退变伴发的骨刺是关节退变的正常反应，目的是增加关节的稳定性。
- 去掉骨刺并不能治疗骨关节炎。

第二篇

走近人工关节置换

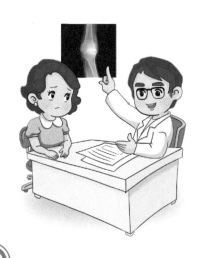

如果髋关节因为关节病、骨折等而遭受严重破坏，无法正常行走、上下楼梯，甚至影响坐起和睡眠，这势必会影响日常生活。如同治疗膝关节疾病一样，可以尝试服用西药、中药治疗，限制活动，或者使用拐杖来缓解症状，但当这些方法都无法奏效时，则需要考虑人工髋关节置换术。

国内最常见的需要人工髋关节置换的病种主要是股骨头缺血性坏死、先天性髋臼发育不良、强直性脊柱炎、类风湿关节炎和老年人股骨颈骨折。

很多患者一听到要换关节，立马就打起了"退堂鼓"。实际上，并没有听起来得那么可怕。人工髋关节置换有两种方式，如果说髋关节表面置换相当于"戴牙冠"，那么全髋关节置换则相当于"种牙"。其中，最常用的是全髋关节置换。

人体的重量是通过两条腿来支撑的。两个髋关节是最重要的支撑点，股骨头圆球状的生理构造可以完美地承担承重功能。关节表面有一薄层光滑的软骨衬垫，起到减少关节摩擦力的作用（图 23-1）。

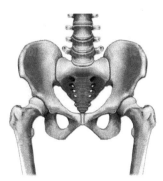

图 23-1　髋关节

如果股骨头圆顶因疾病而出现塌陷（最常见于股骨头缺血性坏死），或者因各种关节炎的缘故而出现软骨磨损剥落，那么就会出现关节不稳、长骨刺、关节间相互摩擦。

手术中要磨挫掉几毫米髋臼表面病变的骨质，嵌入人工"髋臼"和"内衬"假体，切掉坏掉了的股骨头及其部分基座（股骨颈），插入一个合金材料制成的"股骨柄"，套上人工"股骨头"（金属或陶瓷等材料），这就是一个经典的人工全髋关节置换手术过程，绝大多数人工髋关节置换都是这样的（图 23-2A）。

但也有少数患者，主要是高龄的股骨颈骨折患者，为了减少手术创伤、降低手术风险，医生会选择采取人工半髋关节置换（又称人工股骨头置换）（见图 37-1）。与人工全髋关节置换相比，区别在于，它不改变髋臼侧部分，只安装"股骨柄"和"股骨头"假体。虽然这样做存在人工股骨头与患者自身髋臼之间不匹配和可能疼痛的问题，但考虑患者高龄，平时活动量不大，选择半髋关节置换可缩短手术时间、减少出血量、降低手术风险，也是一个不错的选择。

最近，有些医生开始尝试一种新的髋关节置换方法，这种方法与传统的全髋关节置换术（图 23-2A）相比，它更多地保留了患者的骨。这种方法更像是"戴牙冠"，而不是"拔牙"。手术过程中只是将患者髋关节表面破坏坏了的一薄层软骨和骨切掉，然后在患者的股骨头上套一个金属材料制成的球形套。此方法在医学上称为髋关节表面置换（图 23-2B）。

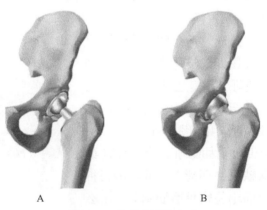

A   B

图 23-2　髋关节置换方式
A. 全髋关节置换；B. 髋关节表面置换

人工髋关节置换术是 20 世纪最伟大的医学发明之一。第一例人工髋关节置换术大约出现在 20 世纪 60 年代。随着外科技术和生物材料的不断改进，手术的效果越来越好。目前人工髋关节置换术已经成为一种十分成熟的治疗严重髋关节病变的手段。如今在我国每年约完成 20 万例人工髋关节置换病例。大多数患者人工髋关节的使用寿命可超过 20 年，是治疗骨折和关节炎的一种非常好的方法。

> ·人工全髋关节置换包括 4 个部件的置入：嵌入髋臼内的髋臼假体、内衬假体，插入股骨的股骨柄假体，以及套在股骨柄假体上的股骨头假体。

24 关节坏到什么程度时应考虑人工关节置换术？

手术吧，万一不成功，且不说几万元的治疗费泡汤了，糟糕的是原有的关节被切掉了，假的关节又没安装好，以后的日子怎么过？不手术吧，疼痛症状十分严重，服用中药或西药，以及理疗、外敷膏药、按摩、针灸等治疗，都没有明显效果，实在是影响活动和生活。到底是手术还是不手术？什么时候需要手术？很多患者在"痛"下决心手术前，都有过类似的心理煎熬。

根据笔者所在医院骨关节科数万例关节置换术的临床经验，我们提示：判断自己是否需要关节置换术，应综合考虑以下几方面因素。

（1）关节疼痛情况和日常活动能力：关节反复疼痛，保守治疗效果不佳，行走、上下楼等日常活动严重受限，生活质量明显下降。

（2）X 线检查：应拍摄站立位（负重位）X 线片，评估关节间隙

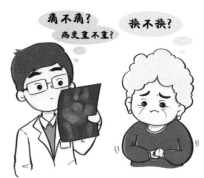

和病变严重程度，以及股骨头变形情况。

关节疼痛、关节间隙明显狭窄甚至消失或股骨头严重变形，是需要考虑人工关节置换的两个主要因素。此外，还需要考虑患者的年龄。

人工关节置换术的最佳年龄一般是 60 岁以上，这主要是考虑到人工关节假体有一定的使用年限，推迟手术时间也就意味着降低人工关节假体再次手术翻修的风险。当然，年龄并不是绝对的，如有些患者四五十岁关节就已经严重磨损、变形，生活严重受影响；还有些患者，本身发病就比较早，如类风湿关节炎、强直性脊柱炎、股骨头坏死等，可能二三十岁关节就已经破坏得非常严重，甚至到了需要长期坐轮椅或卧床的程度，这时年龄的考量就没那么重要了。毕竟，当下的生活质量是第一位的。

·是否进行人工髋关节置换需要综合考虑以下几方面因素：

（1）疼痛及关节畸形。

（2）X 线检查结果。

（3）年龄。

25 人工关节置换能带来哪些好处？

人工关节置换既花钱，又"遭罪"，简直就是"花钱买罪受"，但为什么现在做该手术的患者越来越多？做人工关节置换术能带来哪些好处呢？

简单地说，做人工关节置换术的好处就是提高了生活质量，具体体现在以下几方面。

（1）缓解疼痛：该手术最大的目的是解决疼痛症状。

（2）实现日常生活自理：严重的关节病变会影响日常活动，如上下台阶、坐起、买菜、遛弯等。人工关节置换术可以改善日常功能，使患者达到生活自理的目标。

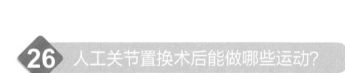

（3）矫正关节畸形：严重的髋关节病患者或多或少都会伴随一定程度的关节畸形，通过人工关节置换术可以矫正关节畸形。

（4）出门旅游：很多老年人有出门旅游或是参加社会活动的愿望，但关节不灵便，无法出远门。人工关节置换术可以解决这个问题。术后一般经过 6 个月左右的康复就可以出门旅游。当然，旅游时应注意劳逸结合，不建议参加一些高强度的旅游项目，如登山、徒步等。

26 人工关节置换术后能做哪些运动？

在考虑人工关节置换术时，有一个非常重要的问题需要搞清楚，即通过人工关节置换术，您想达到什么样的目标？您的预期目标是否在该手术的可预测结果之内？

笔者曾见过不少这样的患者，术前患者与医生之间缺乏良好的沟通，患者对手术的期待又过高，当过高的期待与现实结果形成反差时，很容易让人失望，从而认为手术失败，造成不必要的医疗纠纷。

大部分患者期望通过手术能够使关节活动时无疼痛感，能够让他们重新恢复行走、上下楼、坐起等日常生活能力。通常来说，这些目标是可以达到的，但人工关节毕竟是假的关节，它有材料和技术上的限制，再好、再先进的人工关节都不可能超越正常关节。

人工关节置换后能否下蹲？这主要看术后髋、膝关节能弯曲到什么程度。要想完成下蹲动作，髋、膝关节弯曲程度至少要达到 120°。

人工髋关节置换术后弯曲的程度一方面与术后康复锻炼有关；另一方面也与患者手术前的弯曲程度有关，手术前弯曲活动差的患者，术后弯曲程度的锻炼会比其他患者困难，很可能术后难以完成下蹲动作。人工髋关节置换术后，为了预防脱位，一般 3 个月内医生会让患者弯曲不超过 90°；术后 3 个月后开始加强髋关节屈曲活动锻炼，如果想达到下蹲的目标，从这时起就要加强屈髋锻炼。

此外，人工髋关节置换后还可以参加骑车、游泳、旅游等活动，但应尽量避免高强度的活动，如跑、跳、登山等，以免造成假体磨损加重甚至损坏。另外，在活动过程中一定要注意避免摔伤或扭伤。

27 人工髋关节能用多少年？

"人工髋关节能用多长时间？"，在门诊几乎所有准备换关节或者有所犹豫的患者都会问这个问题。

如同汽车一样，人工髋关节正常使用可以工作很多年，但如果经常超负荷、高速度开车，那么汽车的使用寿命可能会大打折扣，早早就报废了。同样，人工关节毕竟是假体，它也有使用寿命。目前的人工髋关节，如果安装准确、使用合理，那么理论上 90% 的人工关节应该有超过 15 年的使用寿命。

最近发表在《柳叶刀》上的文章对超过 21 万例行人工髋关节置换手术的患者的随访结果表明，使用寿命达到 15 年的比例是 89.4%，达到 20 年的比例是 70.2%，达到 25 年的比例则是 57.9%，而人工膝关节使用寿命达到 15 年、20 年、25 年的比例分别为 93.0%、90.1%、82.3%。从上述随访数字来看，人工髋关节的使用寿命略低于人工膝关节。这可能与接受人工髋关节置换的人群较为年轻、活动量较大有关。当然，该数据反映的是 20 年前人工髋关节假体的情况。近 20 年来，人工髋关节技术在不断进步，特别是人工关节假体材料的进步，相信随着时间的推移，人工髋关节使用寿命会越来越长。

28　行人工髋关节置换术需要多少费用？

人工髋关节置换术的花费由两部分组成：一是人工关节假体的花费，二是手术、麻醉、住院等其他费用。一般一套人工髋关节假体在30 000 ～ 70 000 元，其他费用约为 20 000 元。所以，根据所选用的关节假体不同，总费用也不同，一般为 50 000 ～ 90 000 元。

不同的医疗保险，报销比例不同。也就是说，不管选用哪种关节假体，只能报销部分，其余的需要自费；其他手术、麻醉、住院等费用能报销 80% 左右。合算下来，需要自费的总费用与所选用的人工关节假体的费用大致相当。

29　哪种人工关节最好？陶瓷关节好吗？

"哪种人工关节最好？是越贵越好吗？"，很多准备做人工关节置换手术的患者都会有这个疑问。

首先需要明确一点，目前在临床上使用的人工关节假体都是经过层层审查和许多体外及临床研究验证过的，在质量方面都是没有问题的。

那到底哪种人工关节最好？这个问题没有答案。其实决定手术效果的有两大主要因素：一是医生的手术技术；二是术后的康复锻炼。至于采用哪种人工关节假体，这主要依据患者的具体情况及手术医生的临床经验，因为不同的关节假体在手术操作细节上有所区别。

关节假体是否越贵越好？这也不见得。也许有些价格很高的关节假体用在您身上其优势并不能发挥出来。

有不少患者听说过陶瓷髋关节假体，这主要是指人工股骨头和内衬的材料。人工髋关节是通过人工股骨头和内衬之间的活动来实现关节运动的，所以人工股骨头和内衬的耐磨性能决定了人工髋关节假体的耐磨性。临床常见的人工股骨头和内衬材料有 3 种，分别是陶瓷股骨头 – 聚乙烯内衬、金属股骨头 – 聚乙烯内衬、陶瓷股骨头 – 陶瓷内衬。理论上陶瓷股骨头 – 陶瓷内衬的人工髋关节最耐磨，但实际上临床上使用最多的是陶瓷股骨头 – 聚乙烯内衬的人工髋关节假体。其原因如下：一方面，陶瓷股骨头 – 陶瓷内衬的人工髋关节假体有其自身的缺点，如相对易碎、脱位的风险较高，还可能会出现"嘎吱嘎吱"的异响等；另一方面，聚乙烯制作工艺的进步使聚乙烯材料的耐磨性能显著增加，与陶瓷材料相比相差并不是很大。而且，陶瓷股骨头 – 陶瓷内衬的人工髋关节假体对于年轻、活动量较大的患者能体现其耐磨的优势，但对于年老、活动量较小的患者而言，普通的髋关节假体即可满足要求，没必要一定追求临床应用时间较短的陶瓷股骨头 – 陶瓷内衬的人工髋关节假体。

所以，在人工关节假体的选择上，建议主要还是听从手术医生的意见。

· 人工关节假体对手术效果并不起主要决定作用。

· 人工全髋关节假体包括髋臼、内衬、股骨头、股骨柄 4 个部件，所谓的"全陶瓷"关节是指股骨头和内衬都是陶瓷材料的。

· 临床常见的人工股骨头和内衬材料有 3 种：陶瓷股骨头 – 聚乙烯内衬、金属股骨头 – 聚乙烯内衬、陶瓷股骨头 – 陶瓷内衬。

30 国产人工关节和进口人工关节使用寿命有区别吗？

国产人工关节价格相对便宜，对于经济状况不太宽裕的患者而言是一个不错的选择，但患者担心国产的人工关节假体的质量和使用寿命不如进口的人工关节假体。

对于这个问题，目前尚不能给出确切答案。我国从开展人工关节置换之初即开始着手研制国产人工关节假体，到现在已经有近 20 年的时间。从最初照搬国外的模式到现在逐渐融入自己的理念，我们正在寻求人工关节研制的自主创新之路，这是一项造福我国数以千万计严重关节病患者的事业。纵观 20 年来国产人工关节的发展，材料质量、设计理念、工艺精度都有了长足的进步。但也不得不承认，我国的人工关节研制水平和关节材料的制备工艺与发达国家相比还有一定的差距，国产人工关节的使用量还很有限，同时国产人工关节的临床效果尚缺乏大规模、远期随访结果，因此其效果尚不确定。

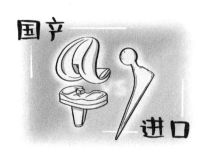

31 人工髋关节置换术痛苦吗？

人工髋关节置换术后最让患者感到痛苦的可能就是术后髋关节和下肢的肿胀、疼痛，肿痛症状在术后 3 天最严重，术后第 7 天开始逐渐减轻。目前镇痛的手段很多，如镇痛泵、各种镇痛药等，一般能做到术后基本无痛，手术的痛苦也随之显著减轻。

手术可能还带来其他困扰。一是患者术后 2 天长时间卧床会引起身体不适，部分腰椎不好的患者可能还会出现腰部疼痛等症状；二是患者术后出现便秘、消化道不适，这主要与术后卧床、下地活动少有关，也与术后使用镇痛药有关，可以服用通便、保护胃黏膜的药物来缓解。有些患者手术期间需要导尿，拔掉输尿管后的几天会出现尿痛、尿频等尿道刺激症状。这些症状随着开始下地活动一般都会减轻。要注意每天在他人的辅助下进行翻身以防止压疮。

总的来说，随着术后镇痛、护理技术等的提高，关节置换术的痛苦已显著减少。但手术不可能完全无痛苦，而且术后的康复锻炼是一个相对漫长的过程，不仅患者自己要有足够坚定的意志力，家属也应积极配合，做好打持久战的准备。

32 人工关节置换术危险吗？

大多数行人工关节置换术的患者年龄在 50 ~ 80 岁，经常合并有各种其他内科疾病，如糖尿病、高血压、冠心病等。医生在手术前会对患者进行全面的检查，并进行相应的处理。因此，人工关节置换术的成功率非常高。

手术的益处包括术后能使关节疼痛减轻或消失，使患者重新站立和行走。另外，关节置换后肢体的外形也会变得美观。

手术治疗的不利之处是，当合并有内科疾病，如高血压、心脑血管疾病、糖尿病等时，手术治疗可能会加重这些已经病变脏器的负担，有些患者在术中和术后可能出现心肌梗死、脑梗死等；手术后，肢体静脉血栓出现的可能性很大，个别患者还会因此发生致死性肺栓塞；另外就是术后感染，虽然整体发生率不足 1%，但一旦发生，后果非常严重，有些患者甚至需要取出假体才能彻底控制感染。因此，对于以上问题，必须引起重视。

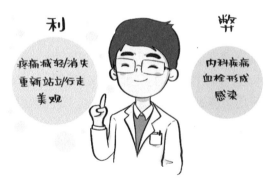

当然，对于绝大多数并发症，医生在手术前和手术后都应有相应的预防和治疗方法。

（1）感染：手术前对其他部位的感染应该加以控制，同时医院良好的无菌条件有利于减少手术后的感染，手术后伤口的处理和抗生素的合理使用将明显减少感染发生的可能性。

（2）血栓形成：有很多影响因素，其中包括运动减少而导致的下肢静脉血流减缓。运动下肢肌肉、加快血流和使用抗凝剂可以减少血栓发生的可能性。

以上只是一些并发症的举例，患者需要有足够的认识，但是又不能被它们吓倒，毕竟并发症的发生率比较低，当饱经病痛折磨之时，还是应该积极治疗。

33 人工髋关节置换术后要恢复多长时间？

人工髋关节置换术后 1 ～ 2 天行髋关节 X 线检查无异常，即可下地活动。有的老年人体质比较弱，第一次下地活动时头晕等症状严重，则在床边站立一会即可，不可操之过急。但我们提倡术后应尽早下地活动，因为下地活动后下肢血液循环加速，能很好地预防静脉血栓的形成。

术后最初 6 周，由于关节肌肉创伤尚未完全愈合，肌力尚未恢复，下地活动时需要借助习步架或拐杖等辅助工具。一般术后 7 ～ 14 天出院前应学会坐、站、翻身等动作，在习步架或拐杖等辅助下可以完成下地活动、如厕等，日常生活基本可以自理。

术后 6 周以后，肌力恢复良好的患者可尝试脱离习步架或拐杖，并练习上下楼等动作。但髋关节完全消肿和恢复正常活动需要到术后 3 ～ 6 个月。术后 3 个月内，为了预防髋关节脱位，屈髋活动一般不超过 90°，3 个月后可逐渐锻炼以增加活动度。要注意保护关节假体，避免可能导致假体过度磨损或脱位的动作。

34 全身麻醉和"半身麻醉"哪个好？

髋关节置换术的麻醉方式主要有全身麻醉和"半身麻醉"（椎管内麻醉）两种。

全身麻醉就是给患者吸入麻醉气体，并配合使用静脉镇静药物，使其进入深睡眠状态。椎管内麻醉是在患者的腰椎注射麻醉药物，使患者的下肢感觉（特别是痛觉）消失。

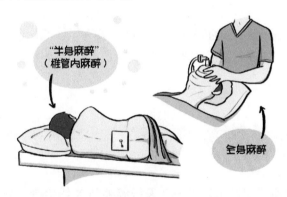

哪种麻醉方式好呢？目前国际主流观点认为椎管内麻醉更有利于髋关节置换术的安全和髋关节功能的恢复，是髋关节置换术的首选。但是，如果有以下几种情况，可能无法进行椎管内麻醉。

（1）较严重的腰椎间盘突出伴明显的神经压迫症状，为避免进一步刺激，麻醉科医生可能会选择全身麻醉。

（2）强直性脊柱炎腰椎融合。

（3）腰椎做过融合手术（放置钢钉）。

（4）近期服用抗凝药、血小板计数低，或肝功能异常等原因导致的凝血功能异常。这种情况下进行椎管内麻醉有椎管内出血的风险。

此外，如果患者有肺部疾病、肺功能不佳，则更要首选椎管内麻醉，以减少对肺部的刺激。有的患者比较胆小，害怕听到手术的声音，因此选择全身麻醉；其实椎管内麻醉也可以给患者使用一些静脉镇静药物，使患者在睡眠状态下进行手术。

最终选择哪种麻醉方式还是需要由患者的麻醉医生来决定。

> · 人工关节置换手术首选椎管内麻醉，除非患者患有严重腰椎疾病等不适合椎管内麻醉的情况。

35 术后不输入他人的血可以吗？

随着人工关节置换技术和术后血液管理水平的提高，人工髋关节置换术的出血量已经从以前的 600ml 以上下降至现在的 200～400ml。对于术前血红蛋白正常的患者来说，这个出血量基本上是可以承受的，所以现在行人工关节置换术的患者 90% 以上不需要输入他人的血。只有部分体质较弱、术前贫血，或者有心脑血管供血不良疾病的患者可能需要输血。

有的患者术中出血较多，可以在手术过程中采用术中出血回收装置，将术中的出血收集起来，再回输入自己体内。这样可以进一步降低术后输入他人血的可能性。

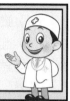

· 目前绝大多数行人工关节置换术的患者都不需要输他人的血。

36 人工关节是用什么材料做的？将来如果需要做磁共振，怎么办？

行人工关节置换的患者有时会听到一种说法："您的腰椎也不好，赶紧在人工关节置换之前做个磁共振检查吧，一旦在您体内安装金属人工关节后，您就没有机会再做磁共振检查了。体内装有金属材料的患者，做磁共振检查是非常危险的。"真的是这样吗？

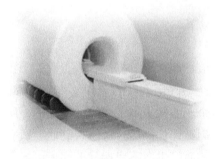

其实这是个误解。确实，磁共振较强的电磁场会吸引含铁的物质（称为铁磁性），使它们发生突然移位。但现在的人工关节假体材料一般都是钴铬钼合金或钛合金等合金，没有铁磁性，所以并不影响做磁共振检查。

· 目前的人工关节假体材料一般都是钴铬钼合金或钛合金等合金，没有铁磁性，所以并不影响做磁共振检查。

37 半髋关节置换是怎么回事？

　　半髋关节置换（图 37-1），是指只换股骨头，因此又称人工股骨头置换，它保留了髋臼部分。术中只安装股骨柄和股骨头假体，对患者的髋臼部分未进行处理。主要用于高龄的股骨颈骨折患者，因为这类患者髋臼的结构一般比较正常，手术创伤相对较少，而且能满足活动量较少的高龄患者。但对于活动量较大的患者，这种假体可能会出现髋臼磨损的问题。

　　大多数患者都是整个髋关节全部置换，即全髋关节置换（图 37-2），它与半髋关节置换的区别在于其需要磨挫髋臼，安装髋臼假体。全髋关节置换术的创伤较半髋关节置换大，但也避免了半髋关节置换的髋臼磨损问题。

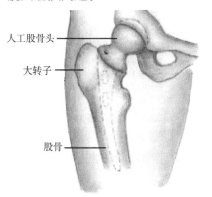

人工股骨头

大转子

股骨

图 37-1　半髋关节置换

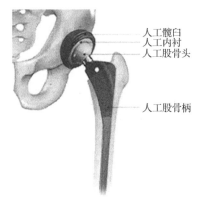

人工髋臼
人工内衬
人工股骨头

人工股骨柄

图 37-2　全髋关节置换

· 半髋关节置换只安装了股骨柄和股骨头假体，对患者的髋臼部分未进行处理。

· 半髋关节置换主要用于高龄股骨颈骨折患者。

38 "3D 打印人工关节置换"是怎么回事?

通常打印机打印出来的都是二维、平面的物体,而 3D 打印可以将三维、立体的物体打印出来。3D 打印技术已经在包括医学在内的很多领域有所应用,笔者在门诊曾遇到几例专门来咨询"3D 打印人工关节置换"的患者。到底什么是 3D 打印人工关节置换? 它靠谱吗?

3D 打印人工关节置换是指 3D 打印技术在人工关节置换中的应用,它是利用术前 CT 重建的数据,打印出用于人工关节置换的模型或假体材料。3D 打印人工关节置换主要包括两方面的应用。

(1)术前打印出立体模型,便于术前计划和术中操作。这类模型并不是置入体内的关节假体,而是辅助手术用的模具。目前我们所看到的绝大多数"3D 打印人工关节置换"应该都属于这种类型。

(2)术前打印出假体材料。通过术前的 CT 重建资料,预先打印出假体材料。理论上,这种"私人定制"的关节假体似乎更契合个体的关节结构,应该会更好。但实际上,目前的人工关节假体是根据大量人体关节的数据设计的,假体的尺寸和结构可以满足绝大多数患者的需要。所以,除了极个别特殊的病例外,绝大多数患者并不需要 3D 打印的"私人定制"人工关节。此外,人工关节假体的制作需要非常精密的工序,对关节面的光滑度等要求很高,目前的 3D 打印技术可能尚未达到这种工艺水平。目前更多的是针对一些大量骨缺损的复杂或翻修手术患者,通过 3D 打印技术研制一些匹配度更高的补块;然而,目前的人工关节材料和技术对于这类复杂或翻修手术已有较为成熟的解决方案。

总的来说,3D 打印是一项新兴技术,具有一定的应用前景。但目前来看,这项技术对于绝大多数患者来说并不是必需的。3D 打印对人工关节置换来说更多的是"锦上添花"。也许将来,3D 打印会在人工关节置换领域有所突破。作为患者,不必纠结 3D 打印之类的新技术,最好的办法是找一位自己信赖的医生,其余的工作就交给医生处理吧。

39 机器人也可以做人工关节置换术，真有这么回事吗？

完全由机器人来完成人工关节置换，目前国内外都还没有报道。现阶段临床医生更多的是利用特殊的电脑模拟导航系统（图39-1）来精确控制切骨的角度和量。

目前在北京、上海等大城市的个别大型综合医院的骨科，已经引进了骨科手术电脑模拟导航系统。根据软件公司开发的人工关节置换术电脑模拟导航系统，置入人体内的人工关节位置偏差可控制在1°或几毫米以内，使手术精度明显提高。

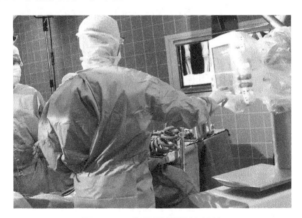

图 39-1 电脑模拟导航系统

以往骨科医生在做手术计划时，采用 X 线模板二维测量技术，医生只能在二维空间模拟，对于手术中骨的切割、假体安放位置的判断，虽然有一些导向工具可以辅助，但医生的临床经验非常重要，很多时候对一些关节病变严重、骨畸形明显的患者，通常很难在术前、术中做到精确评估，手术过程中稍有差错就可能影响关节部件的正确安放。

现在利用电脑模拟导航系统，依据患者的 CT 扫描数据，术前便能计算出针对每例特定患者最合适的人工关节尺寸，并能自动模拟出人工关节的最佳安装位置。如同飞行员能够在地面的模拟驾驶舱内模拟飞行一样，利用类似的系统，医生也能在电脑上模拟人工关节假体的安装效果。

在实际手术中，医生会先在患者的关节上放置感应器，手术床边有一个感应接收器，在医生活动患者关节的过程中，感应器将骨不同点的空间位置关系数据传入计算机信息处理系统，再经电脑处理，便可以准确定位患者的关节形状和位置，精确引导人工关节的安放过程。

目前人工关节电脑模拟导航系统在国内刚刚起步，还处于探索阶段，完成一例电脑模拟导航系统下的人工关节置换术所需要的时间要比传统的方法多出几十分钟。与已经开发出的系统相比，人工关节可选择的余地仍十分有限。尽管如此，该技术已经向我们展示了它独特的优越性，相信将来一定会有更大的发展。

但需要注意的是，决定手术效果的最关键因素仍然是手术医生，人工关节电脑模拟导航系统只是为经验丰富的医生提供辅助。

40 置入体内的人工关节如果将来磨坏了，还能再换吗？

置入体内的人工关节如果将来磨坏了，可以再换。利用现代技术，人工髋关节术后 15 年以上的假体生存率已经达到 90% 左右。但即便如此，人工关节毕竟是假的关节，有使用寿命限制。随着关节假体的磨损、松动，部分患者可能面临第二次关节手术的可能。

如果只是内衬磨损，则第二次手术只需简单地更换内衬和股骨头，无须大动干戈。如果患者不仅是内衬磨损，并且碎屑已经对周边骨骼造成侵蚀和破坏，那么手术范围就会扩大，再次安装人工关节假体时也会因为患者的骨骼条件变差而难度增大，有时还需使用特殊类型的假体以保证固定牢靠。

41　如果腰椎也不好，能做人工髋关节置换术吗？

髋关节疾病患者合并腰椎病变的比较多，特别是一些长期跛行的患者，可能同时伴有脊柱侧弯，这些腰椎也不好的患者能做人工关节置换术吗？

人体下肢的神经自腰椎发出，因此腰椎不好的患者可能会导致下肢（包括髋、膝关节）症状。腰椎病变所致症状（如腰痛、腿痛、腿麻）明显的患者必要时应进一步行腰椎 MRI 检查，并请脊柱外科医生评估腰椎病变的严重程度。

有些患者，尽管腰椎不好，但由于同时有关节问题，关节疼痛变形、活动少，所以平时腰椎问题不严重，或者说是被掩盖了。反而关节置换术以后，随着关节疼痛减轻、活动增加，腰椎的问题则突显出来。患者会感觉关节是不痛了，但小腿乏力，有时下肢放射性痛、发麻。

一般来说，合并腰椎病变并不影响人工关节置换术的进行。但少数腰椎病变严重的患者，我们建议先评估腰椎病变的情况，再进行人工关节置换术。

42　类风湿关节炎患者，血沉加快，C 反应蛋白升高，能做手术吗？

通常来说，血沉加快、C 反应蛋白明显升高，表示体内可能有感染病灶，除非排除了感染的可能，否则一般不宜手术，特别是人工关节置换术，因为在这种情况下手术，很容易增加术后感染的风险，因此医生首先要做的是分析血沉加快、C 反应蛋白升高的具体原因，并进行治疗。在排除了感染的可能后，可进行人工关节置换术。

对于类风湿关节炎患者，情况则有所不同。类风湿关节炎是一种影响全身的免疫性疾病，即便体内没有感染，由于类风湿关节炎的原因，患者本身也会导致血沉加快、C反应蛋白升高。很多类风湿关节炎患者，血沉和C反应蛋白水平很难降下来。即使是在疾病的稳定期，两者水平仍然超出正常范围，所以对于这类患者，要等到血沉和C反应蛋白降至正常水平后再做手术，通常不现实，且耽误关节病的治疗时机。

所以，对于类风湿关节炎患者，如果经风湿免疫科医生评估后病情稳定，即使血沉加快，C反应蛋白升高，也可以手术。

43 骨质疏松患者能做人工关节置换术吗？

骨质疏松症，通俗地说就是骨变得"糟""脆"，其内的矿物质成分（如钙）和有机成分不断减少，骨质变薄，起支撑作用的骨小梁数量减少。如图43-1所示，正常的骨非常致密，骨质疏松的骨变得尽是大"孔洞"，这样的骨强度可想而知。在骨骼的强度方面，打个比方，儿童时骨骼就像初长的柳条，非常柔韧；成人的骨骼就像粗壮的树干，非常坚硬；而老年人的骨骼就像枯树枝，非常脆弱。

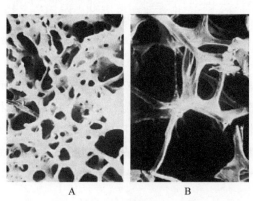

A B

图43-1 正常骨（A）及骨质疏松的骨（B）内部构造

导致骨质疏松的最主要原因是负重活动太少，而负重活动太少的原因正是关节疾病，如果关节疾病不能解决，骨质疏松的问题也将无法解决，单纯依靠补钙等方法治疗骨质疏松效果很差。虽然理想情况是先改善骨质情况再进行人工关节置换术，但很难实现。所以，骨质疏松患者虽然行人工关节置换术的难度大，但也不得不进行。

笔者所在医院的骨关节科曾对很多严重类风湿关节炎、骨关节炎等患者进行人工关节置换术，这些患者因为长期缺乏负重活动，均有不同程度的骨质疏松，部分严重骨质疏松患者甚至轻轻地碰触即可能导致骨质塌陷。但经过术后观察和随访，这些患者术后的恢复和关节活动并没有因为骨质疏松而受到影响，而且术后随着活动量的增加，骨质疏松症状也逐渐得到改善。

因此，骨质疏松严重的患者可以行关节置换术，手术中医生需要更加精细的操作，术后康复锻炼时应注意保护，可以获得很好的治疗效果。

44 糖尿病患者能做人工关节置换术吗？

随着人们生活水平的提高，糖尿病患者越来越多，而笔者在门诊也发现很多既有关节炎又有糖尿病的患者，他们非常渴望通过人工关节置换术解除痛苦，但是又担心糖尿病会影响手术，这种担心是有道理的，但是不必过分担心。在笔者所在医院的骨关节科进行手术的糖尿病患者不在少数，在通过药物严格控制血糖的情况下，患者能够安全进行手术。

糖尿病患者手术的主要问题是术中及术后因为血糖控制不佳而出现酮症酸中毒，造成血糖控制紊乱，术后早期伤口难以愈合和易感染，以及术后晚期的感染等。

糖尿病患者血糖虽高，但是身体不能很好地将血糖转化为能量，所以就依靠脂肪供应能量，脂肪代谢之后会产生酸性物质，过量则造成酸中毒。而血糖也不能"矫枉过正"，否则会造成低血糖休克。这两种情况在麻醉和手术的刺激下更易发生，严重时甚至会有生命危险。

糖尿病还会影响患者四肢血管的通畅性，容易出现末梢血管炎、血管闭塞，所以术后早期伤口愈合不良，血糖水平高，周围组织的"糖"也多，而"糖"是细菌良好的"食物"，因此术后预防感染是关键。

以上情况都容易在血糖控制不佳时出现，所以糖尿病患者手术前后的关键就是调整好血糖。如果因为糖尿病出现了心血管、肾和周围血管神经的并发症，则需要另外评估这些疾病和相应的脏器功能，如果伴有动脉粥样硬化或冠心病，则手术有较大的风险，需要先积极治疗这些内科疾病再考虑手术。

一般糖尿病患者入院后要每天检测空腹和三餐后的血糖，给予口服降糖药或胰岛素以降血糖，并随时调整用药剂量。只要加强监控和治疗，糖尿病患者完全可以进行人工关节置换术。

·糖尿病患者在控制好血糖的情况下可以进行人工关节置换手术。

45 高血压、心脏病患者能做人工关节置换术吗？

随着生活水平的提高和生活方式的改变，患高血压、冠心病的人越来越多。很多老年人，通常同时患有关节炎、高血压和冠心病。关节炎本身不致命，但高血压、冠心病患者在手术过程中却有可能发生致命的危险。所以，好多被关节炎困扰的老年患者在做手术时犹豫不决："不手术吧，关节炎带来的痛苦把人折腾得够呛；手术吧，担心手术风险太高。"下面我们就谈谈这类患者做人工关节置换术的问题，以解答大家的疑惑。

　　虽然人工关节置换术和心胸大血管等手术相比是中度风险的手术，但是高血压患者麻醉中和麻醉后死亡的事件仍时有发生，所以应该提高警惕。高血压患者行人工关节置换术主要的风险来自麻醉，尤其是全身麻醉，而这种危险性主要与重要脏器损害有关。如果高血压造成了心肾功能下降，则危险性增加。

　　血压和水压的道理一样，如果水压不够，水就到不了高处；橡胶水管虽然有弹性，但只能承受一定的压力，水压太大，就会胀破。血压也是这样，太低则组织器官缺血，而太高，血管壁就会"不堪重压"，继而破裂，造成颅内出血等危险。正常人能调节血压，使其维持在正常水平，不太高也不太低，但是患了高血压，而且在麻醉和手术对人体的"打击"下，人体自身调节能力下降，血压会发生比正常人更大的波动，血压波动过大，则会造成前面所说的脑出血、脑梗死、心肌梗死、肾衰竭等严重并发症。如果术前已经有这些问题，那后果则更严重。可以按以下方式预测风险：舒张压＜ 100mmHg 的轻度高血压患者，麻醉危险性与一般患者相当；舒张压为 100 ～ 115mmHg 的中度高血压患者，有一定的麻醉危险；舒张压持续在 115mmHg 以上的严重高血压患者，麻醉危险性较大，术中和术后有可能发生心、脑、肾并发症，这时需要先进行内科治疗，血压调整到满意的水平再进行手术。

　　麻醉方式也会影响血压，总体而言，采用椎管内麻醉，也就是人们常说的"半身麻醉"，对血压的影响相对较小，而全身麻醉则因为抑制了中枢神经系统，血压波动相对较大。

　　通过上面的介绍，高血压患者是不是更加担心了呢？其实，随着现代麻醉监测手段的进步和降压效果良好的药物的出现，术中血压能够得到很好的监测，一般都能及时做出调整。通过骨科医生、心血管内科医生和麻醉医生的合作，多数高血压患者都能安全度过手术期，高血压患者在这个过程中应该做的是规律地测量血压；继续服用降压药物，直到手术当天的早晨；放松心情，消除紧张；积极配合医生的治疗。

　　对于高血压患者来说，有一点需要特别注意，那就是如果长期服用利血平控制血压，应该至少提前半个月更换降压药。因为利血平会显著增加手术麻醉的风险。

心脏是重要的生命器官，常见的心脏病如冠心病、心脏瓣膜病、心律失常等对手术有较大影响，关节炎患者长期活动受限、活动量下降，长期缺乏锻炼导致心肺功能差，平时生活还能维持，但是遇上手术这样的"应急"情况，就可能出现问题。入院后，需要对患者的病情进行仔细评估，尤其应注意心肌供血状况、心功能和心电图变化，权衡利弊，做出正确的选择。

冠心病当今发病率高，除了那些已经明确诊断的患者，还有相当一部分患者存在心肌缺血，但是没有症状，所以术前易被忽视，而在手术的"打击"下易发生心肌梗死，这样的"隐形杀手"更应注意。轻度、稳定型心绞痛患者手术风险和正常人接近，但是对于近期（半年内）发生过不稳定型心绞痛或心肌梗死的患者则危险性就显著增加，因为麻醉和手术的刺激会诱发心肌缺血，引起心肌梗死，所以 6 个月内有过心肌梗死的患者不建议手术。但如果放置了支架或是做了搭桥术，堵塞的血管恢复通畅，则在术前仔细评估病情，如果检查后没有明显的心肌缺血症状，则可以手术。手术前后还要继续服用平时抗心肌缺血的药物。

具有严重心脏瓣膜疾病临床症状的患者应该先手术矫正或介入治疗瓣膜疾病，有些没有明显临床症状的患者可以在严密的监测和积极的内科治疗下手术。

心功能不全的患者，术前通过超声心动图评估，如果心功能严重低下，则不建议手术；若程度较轻，则需要积极的内科治疗，好转后在严密的监测下进行手术。

某些心律失常的患者还需要在术前安装临时起搏器。

严重高血压、心脏病的患者，进行人工关节置换手术有较大风险，但是多数患者通过积极的内科治疗，再加上手术过程中良好的监护，能够平安度过手术期。

· 高血压患者在控制好血压的情况下可以进行人工关节置换手术，一般来说高压不超过 160mmHg，低压不超过 90mmHg。

· 利血平会影响手术安全性，一般需要提前更换成其他降压药。

· 有心脏疾病的患者需要在术前进行详细评估，以确保手术安全。

46　有慢性肺部疾病，肺功能也不太好的患者能做人工关节置换术吗？

有肺部疾病、肺功能也不太好的患者术前需要进行肺功能、血气分析等检查，必要时还需要请麻醉科、呼吸内科等科室的医生进行联合会诊，评估呼吸系统的情况。

如果腰椎没有大的问题，可以进行椎管内麻醉，这对有肺部疾病的患者来说是最好的选择，这样可以尽可能地避免对肺部的刺激。但如果由于腰椎疾病无法进行椎管内麻醉，需要进行喉罩或气管插管全身麻醉时，肺部的风险就会相应增加，术后有可能需要转入监护病房观察一段时间。

术后需要谨防肺部感染等并发症，应尽早坐起，锻炼呼吸功能，加强拍背、咳嗽以排痰，尤其是全身麻醉的患者。

总之，合并慢性肺部疾病、肺功能也不太好的患者，接受人工关节置换术的风险较正常人高，尤其是在需要全身麻醉的情况下；作为医生，需要做的就是在术前对患者的呼吸系统进行详细的评估，权衡患者接受手术的利弊，从而慎重做出决定。

· 如果可以，选择椎管内麻醉，可以降低合并肺部疾病患者术后发生肺部并发症的风险。

· 术后需要谨防肺部感染等并发症。

47 得过脑梗死的患者能做人工关节置换术吗?

脑梗死有轻有重,首先需要对脑梗死程度和脑部血液供应情况进行评估。有的老年人没有相关症状,只是通过头颅 CT 报告显示有"腔隙性脑梗死灶",这种情况对进行人工关节置换一般没有影响。

对于有症状的脑梗死患者,一般要求间隔半年至一年后再进行人工关节置换术,这样比较安全。但即使这样,也需要在手术前进行详细的评估,权衡手术的利弊,从而做出决定。

· 如果明确得过脑梗死,则不适合近期进行人工关节置换手术,一般要求间隔半年至一年后再进行人工关节置换术,这样比较安全。

48 得过静脉血栓的患者能做人工关节置换术吗?

静脉血栓一般经过 3 个月左右的时间就会"机化",即血栓紧紧地长在血管壁上,转变为陈旧性血栓。这时,经过血管彩超等相关评估后,可以进行人工关节置换术。

但是,得过静脉血栓的患者,术后再次出现静脉血栓的风险将显著增加,所以术后一定要注意预防静脉血栓的发生。

49　肝功能异常、肾功能不全的患者能做人工关节置换术吗？

　　肾是人体重要的"排毒"器官，肾功能不全的患者可以进行人工关节置换术，但手术风险会相应增加。术前及术后要避免使用有肾毒性的药物，术后注意监测尿量。笔者所在医院的骨关节科曾对数例严重肾功能不全尿毒症期、需要长期接受透析的患者进行过人工关节置换术，其中还有一例换肾手术失败的双侧肾衰竭患者。这些患者在肾内科医生的密切配合下，都安全地度过了手术期，并顺利恢复健康。

　　肝功能异常的患者，行人工关节置换术要慎重。部分肝炎患者在手术的"打击"下可能会暴发肝炎急性发作或肝衰竭。一般来说，对于肝功能异常的患者，术前在肝病科医生的帮助下进行保肝治疗，待肝功能基本恢复正常后再进行手术是比较安全的。

·肝功能异常的患者，行人工关节手术要慎重。术前在肝病科医生的帮助下进行保肝治疗，待肝功能基本恢复正常后再进行手术是比较安全的。

50　血友病患者能做人工关节置换术吗？

　　血友病是一种遗传病，通常轻微伤就能造成出血不止，反复出血可导致骨质破坏和关节功能丧失，形成慢性关节炎，即血友病性关节炎，严重者可造成畸形，需要手术矫正以恢复功能。患者可能要问："既然轻微的创伤就会造成血流不止，那手术开那么大的口子，岂不'血流成河'？"要是不采取措施，可不就是这么回事！如果处理不当，

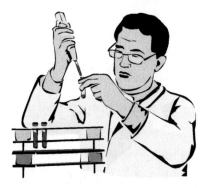

后果难以想象。但是，对于这类患者，医生还是有办法的。首先要和血液内科的医生积极配合，制订手术方案；手术前、中、后严密监测凝血功能；准备好充足的新鲜血小板和患者缺乏的凝血成分，保证及时补充，这一点非常关键；另外，患者经济上要能够承受。笔者所在的医院的骨关节科20多年来接诊的1万多例人工关节置换术患者中，血友病患者就有几十例，在手术前后都得到了有效的治疗，都安全度过了手术期，其中最复杂的一例患者是因为长期输注凝血因子，体内产生了相应的抗体，造成术后治疗困难，经过与血液内科积极合作，患者转危为安，新的关节又使他能活动自如了。由此看出，血友病关节炎涉及骨科之外的复杂问题，在大型综合医院手术能更好地保证患者安全地度过手术期。

在强调生活质量的今天，当血友病关节炎到了严重影响生活的时候，患者治疗态度应该积极。对于通过行人工关节置换术改善生活质量，患者确实有种种疑虑，但是通过上面的讲解，心头的疑云是否消散了呢？

- 血友病患者手术的关键在于补充所缺乏的凝血因子。
- 在能保证手术及术后康复期间补充足够的凝血因子情况下，手术是比较安全的。

51 长期服用激素会影响做人工关节置换术吗？

生活中好多人十分害怕激素治疗，都有"能不用就不用"的想法，甚至连使用外用的激素药膏和滴鼻剂都十分慎重，主要是害怕激素的副作用，更别说服用激素期间做手术了，但是实施人工关节置换术的患者好多都患有风湿性疾病，都有长期服用激素的病史，尤其是像类风湿关节炎和系统性红斑狼疮患者，他们同时面临着激素的副作用和手术的"打击"，他们能否平安度过手术期呢？

众所周知，长期服用激素有很多的副作用，除了人们熟知的向心性肥胖及多毛等外观上的改变外，还有一些副作用对实施手术有很多不良影响。但是只要控制得当，患者完全可以安全度过手术期，并达到和其他患者一样的良好效果。

长期服用激素的不良影响和对策如下所述。

（1）感染：激素抑制机体对炎症的反应，而使机体抗感染的能力下降，因此轻微的感染可能演变为全身性感染，所以术后必须注意伤口情况，预防性使用抗生素必须有效、足量。

（2）血糖升高，甚至糖尿病：激素可升高血糖，诱发糖尿病，手术前后必须监测血糖，应用胰岛素治疗。若血糖控制不佳，则会产生一系列的问题。

（3）骨质疏松：长期应用激素会造成骨质疏松，使骨骼强度下降，有可能产生术中骨折和术后假体松动、下沉等问题，影响假体寿命，所以使用激素的同时应该进行抗骨质疏松治疗。

（4）消化性溃疡：激素可刺激胃酸和酶分泌，患者平时若有发生溃疡的倾向，在麻醉及手术"打击"下，极有可能诱发溃疡及出血，所以术后要加强抗胃酸治疗。

（5）电解质紊乱和高血压：激素可减少水和钠的排泄，增加钾的排泄，造成高血压和低血钾，术前需调整好电解质和血压，并在术后密切监测，采取相应措施。

（6）皮肤变薄：长期使用激素使皮下脂肪堆积，皮肤变薄，不利于术后伤口愈合，所以医生要在手术中注意操作。而且这样的皮肤轻度受压就可能引起血肿和皮肤溃疡，甚至粘贴胶布都能引起皮肤损伤，这都需要医护人员和患者格外注意。

（7）生理激素分泌受到抑制：正常人体内能分泌一定量的激素，以满足生理需要，但是长期服用激素，这种内在的"生产"就会被抑制，如果进行手术时不及时补充，人体内的激素工厂"罢工"，这时人体就不能应对麻醉和手术的"打击"，会有生命危险，所以长期服用激素的患者，即使已经停药几个月，也需要在术中和术后补充激素，以平安度过手术期。

对于上述问题，医生和患者都要有足够的认识，尤其是近期使用激素的患者，一定要在手术期补充激素，配合医生的治疗，以平安度过手术期。

- · 长期使用激素对人工关节置换手术的影响主要有两方面。
- （1）增加感染的风险。
- （2）生理激素分泌受到抑制，增加手术风险，需要在术中和术后补充激素，以平安度过手术期。

52 长期服用抗凝药的患者进行人工关节置换术时需要停药吗？

因为抗凝药会增加出血风险，所以一般手术前需要提前 1 周左右停药。但有的患者因为一些内科疾病必须坚持服用抗凝药，这种情况可以与医生协商，将平时口服的抗凝药改成短效的抗凝药，这样既不影响内科疾病的治疗，又不会增加外科手术的风险。

常见的抗凝药包括氯吡格雷、华法林等。还有一种相关药物——阿司匹林，其对出血的影响较小。如果因为有冠心病、血管支架等原因长期服用阿司匹林，为了不增加术后心脑血管并发症的风险，术前可以继续服用；但如果没有上述问题，仅仅是为了预防心脑血管疾病而服用抗凝药，则术前建议停用。

· 抗凝药会增加出血风险，所以一般手术前需要提前 1 周左右停药。

· 阿司匹林是否需要停用取决于具体病情，建议咨询医生。

53 人工关节置换术前患者需要准备什么吗？

　　人工关节置换术发展到现在已经是一种非常成熟、常规的骨科手术，手术操作、手术前后的管理都已经形成规范，所以如果您正在等待接受人工关节置换术，不必过于紧张和担心，该手术的成功率是非常高的。但是，从另一方面来讲，为了进一步确保手术的安全和成功，术前进行一些准备还是有必要的。

　　（1）尽量降低感染风险。人工关节置换术最怕感染。目前国际大量研究报道的数据统计显示，人工关节置换术后感染的发生率为 1% 左右，髋关节置换术后感染率低于膝关节置换术，其中大部分发生在术后 1 年以内。即使是像笔者所在医院的知名骨关节科，人工关节置换术后感染也无法完全避免。笔者所在医院每年约进行 2000 例人工关节置换术，术后不幸发生感染者有 1～5 例。有许多因素可能导致术后发生感染的概率增加，如身体抵抗力下降（如高龄、营养状况差等）、糖尿病、类风湿关节炎、长期使用激素、术前使用免疫抑制剂、身体其他部位存在潜在感染灶（如脚气、牙龈炎、丹毒、皮肤破溃化脓、肺炎等），其中有些因素可以改善，这就需要我们提前进行准备。

　　1）控制血糖：如果有糖尿病，需要在住院前将血糖调整好。目标血糖水平：空腹 8mmol/L 以下，餐后 12mmol/L 以下。

　　2）处理身体潜在感染灶：如果有口腔疾病等方面的问题，应在手术前去口腔科进行处理；如果有脚气，应该前往皮肤科进行处理，并在手术前每天使用消毒液进行清理；如果有皮炎、皮肤破损等问题，应进行相应的诊治，保证手术前皮肤破损处干燥、无渗液。

3）调整用药：如果因为其他疾病需要长期使用激素或免疫抑制剂，应在手术前前往相应专科就诊，咨询能否调整用药剂量或暂停使用（注意：激素的用量调整需要一个缓慢的过程，不能马上停用，以免发生危险）。

4）避免在手术1个月前进行手术关节的玻璃酸钠注射等关节穿刺治疗。

5）戒烟：吸烟会增加术后肺部并发症发生的可能性，也会增加感染风险。

（2）管理慢性病，保障手术安全。

1）控制血压：如果长期服用利血平降压，应提前前往心血管科更换降压药，因为长期服用利血平会增加手术风险。

2）管理心脑血管疾病：如果半年内有明确的心绞痛或脑梗死发生，应考虑推迟手术。

如果身体一般状况良好，没有上述问题，则只需要做好心理准备，放松心态。可以提前了解一些手术相关的知识，以便更好地应对手术。

·手术前患者可以提前做的准备工作：

（1）尽量降低感染风险

1）控制血糖。

2）处理身体潜在感染灶。

3）调整免疫抑制剂及激素等用药剂量。

4）避免在手术1个月前进行关节穿刺治疗。

5）戒烟。

（2）管理高血压、心脑血管病等慢性病，保障手术安全。

第三篇
人工髋关节置换术
后康复

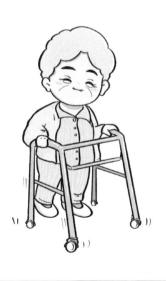

54 手术后医生让平躺，是要一动不动吗？术后早期卧床情况下可以做哪些锻炼？

术后回到病房，医生一般嘱咐患者平躺 6 小时再坐起来，这主要是为了预防麻醉后头晕不适等情况的发生。但患者在平躺的时候并不是要一动不动，只要不抬头，其他部位可以随意运动，如做勾脚活动，轻抬膝关节。通过勾脚练习可以使腿部肌肉收缩，促进血液循环，使肿胀消退，还可以预防血栓。患者也可以做髋、膝关节屈伸活动，只要不超过90° 即可。还可以挺腰、抬屁股，缓解腰酸不适；也可以稍微侧身，变换一下体位以缓解疲劳。

> · 术后卧床情况下也鼓励适当活动，包括勾脚绷腿、屈伸关节、挺腰等。

55 术后多久可以坐起来？

关节置换术后由于麻醉的作用需要平躺一段时间，过早坐起可能会出现头痛、恶心等不适。一般手术结束后 6 小时就可以坐起来。

随着麻醉技术的进步，现在也开始提倡缩短麻醉后卧床的时间，可能不久的将来关节置换术后不再需要平躺 6 小时，也许 2 ～ 4 小时就已足够。

·手术后需要平躺 6 小时才可以坐起来。

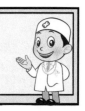

56 术后多久可以饮水和进食？

关节置换术一般采用全身麻醉或"半身麻醉"（椎管内麻醉），手术麻醉后由于吞咽功能可能受影响，过早饮水和进食可能会发生呛咳，甚至窒息，所以为了安全起见，术后 6 小时可以坐起来少量饮水和进食。刚开始饮食要清淡，如米汤、稀粥等。

现在的麻醉技术已有很大的进步，观念也在改变，已有专家提倡术后 2 小时吞咽功能恢复后即可饮水和进食。但我国目前临床上仍然执行"术后 6 小时饮水和进食"的规范。如果术后口干难忍，可以用棉签蘸少许水擦拭口腔。

·为了防止术后发生呛咳，甚至窒息，一般要等术后 6 小时再饮水和进食。

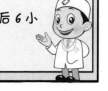

57 术后多久可以下地活动？每天应该下地走多久？

关节置换术后只要身体情况允许，就可以下地活动，一般是在术后

1～2天可下地活动。

现在大多数关节置换术都是采用生物固定的假体，生物固定的假体一般需要6周左右的时间与患者的骨质长结实，所以一般术后6周内术侧腿最好不要完全负重。

第一次下地活动时一定要注意安全，我们提倡先在床边坐一会，适应后再在习步架的辅助和有经验的医生的帮扶下在床边站一会，如感觉尚可，无头晕等不适，可尝试行走等活动。行走时注意步态要小，且双脚和习步架之间保持一定的距离，这样才能保持稳定。有的老年人体质比较弱，第一次下地活动时头晕等症状严重，则在床边稍站即可，不可操之过急。

至于每天应该下地活动多久，这因人而异。有的患者关节肿胀比较严重，那就应该减少甚至避免下地活动。一般来说，术后1周是肿胀比较严重的阶段，应该控制下地活动的时间，主要的下地活动就是去卫生间；1周以后可以根据关节肿胀和疼痛情况调整下地活动的时间。

我们提倡术后应尽早下地活动，因为下地活动可以促进下肢血液循环，能很好地预防静脉血栓的形成。

· 关节置换术后鼓励尽早下地。根据身体情况一般术后1～2天下地活动。

· 下地活动的运动量和时间需根据关节肿胀和疼痛情况进行调整。

· 术后1周是肿胀较严重的阶段，应控制下地活动的时间。

58 术后早期卧床情况下可以做哪些锻炼？

关节置换术后一般2天后可以下地，术后前2天以卧床为主。这个阶段可以做勾脚活动，目的是通过腿部肌肉的一紧一松，促进血液循环，使肿胀消退，还可以预防血栓，也可以做髋、膝关节屈伸活动。

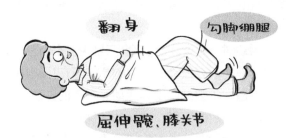

此外，应注意要在他人帮助下定期翻身，以防止压疮，但要注意在向健侧翻身时需要在两腿之间夹枕头，以防止患侧肢体内收而引起脱位；还要注意多起来坐一坐，以免长时间卧床导致突然坐起或下地时头晕、跌倒。

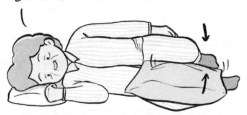

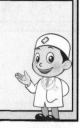

· 人工关节置换术后卧床情况下可以进行的活动：

（1）勾脚绷腿。

（2）屈伸髋、膝关节。

（3）翻身。

59 术后早期饮食等方面需要注意什么?

术后早期在饮食上无特殊限制,可以进食自己喜欢的食物。但术后前几天由于不能下地坐便,建议进食清淡、易消化的食物,以避免便秘,同时避免进食辛辣等刺激性食物。

另外,关节置换术后第一次排便可能比较困难,因此不要勉强。曾有一例患者行关节置换术后第一次排便时由于便秘、过度用力而诱发心肌梗死。术后排便困难时可借助促进排便的药物,如开塞露等,这对于患有冠心病等心脑血管疾病的患者尤其重要。

60 术后疼痛怎么办?

手术会诱发人体产生大量引起疼痛的炎性物质,导致疼痛,关节置换术也不例外。

人工关节置换术后的疼痛在术后前 3 天最为明显。此后,疼痛随着组织创面的逐渐愈合而减轻。

少数患者如果术后疼痛严重,一定要告诉医生,他们会想办法提供帮助。另外,可以暂时减少康复锻炼的运动量,减少下地活动,只适当进行勾脚锻炼即可。

· 如果关节置换术后的疼痛导致腿部不敢活动,影响睡眠,应及时告诉医生,调整用药。

61 术后回到病房还是不能勾脚，这是怎么回事？

膝或髋关节置换术后刚回到病房，多数患者都不能勾脚，原因是麻醉作用还没有消退。

还有一个原因是，为了减轻术后的疼痛，我们可能会在手术室给患者大腿根后方注射一次镇痛药物，主要是阻滞坐骨神经分布区域的疼痛，同时也会影响勾脚活动。在镇痛药物的影响下，有的患者在麻醉效果过去后仍然无法勾脚，但一般 12 小时左右都能恢复，时间长者可能术后 20 多小时才能恢复勾脚活动。

> ·手术后由于麻醉和镇痛药物的影响，会出现无法勾脚的现象。这时正常者，一般 12 小时左右能恢复，时间长者可能术后 *20* 多小时才能恢复勾脚活动。

62 做完髋关节置换术后腿不一样长了，怎么办？

很多做髋关节置换术的患者术前关心的一件事是"做完手术后两条腿是否一样长"。

与膝关节置换不同，髋关节置换确实可以使腿延长，这与膝、髋关节不同的解剖结构有关。膝关节周围有非常坚韧的韧带组织，难以被拉伸，膝关节置换难以改变腿的长度；但髋关节周围以肌肉为主，肌肉的弹性比韧带大，可以被拉伸，一般认为髋关节置换术的极限拉伸长度为 4cm。

在髋关节置换术前，医生通过测量肢体和查看 X 线片预估术中需要调整的腿的长度。手术中根据术前的计划再次测量腿的长度，尽可能保持两腿长度一致。

但有以下 3 种情况，医生不得不让术后的腿"长"一些。

（1）患者的髋关节肌肉软组织比较松弛。人工髋关节有脱位风险，而良好的髋关节周围软组织张力是维持稳定、预防脱位的重要因素。对于肌肉软组织比较松弛的患者，尤其是老年患者，医生不得不通过拉长肢体将肌肉软组织撑起来，从而维持人工髋关节的稳定，降低脱位风险。

（2）患者术前有骨盆倾斜、脊柱侧弯。有的患者，如髋关节发育不良、脱位，因为长期的肢体不等长，人体为了代偿偏短一侧的腿部，会出现骨盆倾斜、脊柱侧弯畸形。手术后，从 X 线检查来看，患者两条腿的长度基本一致；但由于骨盆倾斜并没有马上恢复，患者在下地活动时会感觉腿"长"了不少。这种"长"其实是骨盆倾斜造成的错觉。随着患者髋关节活动的恢复、骨盆倾斜的逐渐矫正，这种不等长的感觉也会逐渐减轻。

（3）患者有双侧髋关节病变，做完一侧人工髋关节置换术后，术侧下肢恢复了正常长度，但另一侧仍为异常长度，就会出现双侧下肢长度不一致的情况。

总的来说，人工髋关节置换为了术后髋关节稳定性的需要及符合髋关节的解剖特点，肢体长度一般不会较术前短，多是和术前基本等长或稍延长。一般来说，如果肢体不等长在2cm以内，人体是可以调节过来的。

· 有 3 种情况，医生不得不让术后的腿"长"一些：
  （1）髋关节周围软组织松弛，需要适当延长肢体以维持髋关节稳定。
  （2）骨盆倾斜、脊柱侧弯导致的假性不等长。
  （3）双侧髋关节病变，一侧手术恢复正常长度后出现不等长。
· 肢体不等长在 2cm 以内，人体是可以调节过来的。

63 术后发热正常吗？

很多患者都知道，关节置换术后感染是非常可怕的，因此当术后出现发热时就担心："我不会是感染了吧？"

前面提到，关节置换术是创伤比较大的手术，由于出血会形成关节周围的血肿，在血肿吸收过程中会出现体温升高。因此，术后前 3 天几乎所有的患者都会发热，个别患者体温甚至高达 38.5℃以上。由于血肿的吸收是一个比较漫长的过程，极个别患者在术后相当长的一段时间内都可能会在下午、晚上出现低热（一般在 38℃以下）。这种发热是一种正常现象，只要伤口愈合良好，关节肿胀逐渐消退，体温升高无大的波动，就不用担心。但是，如果术后 5 ～ 7 天，体温基本恢复正常的患者突然出现明显的体温升高，达 38℃以上，就需要提高警惕了。这时应引起患者和医生的重视，应考虑是否有泌尿系统、肺部、消化道等的感染。

· 术后前 3 天发热是正常现象。
· 术后体温恢复正常一段时间后，再次出现体温升高，则需要警惕，应及时就医。

64 术后关节、小腿肿胀正常吗？

关节置换术由于创伤比较大，不可避免地出现出血、渗液会在关节及周围的肌肉间隙聚集，导致关节周围肿胀。同时由于手术对下肢血管特别是小静脉的破坏及关节肿胀对静脉的压迫，可导致早期下肢静脉回流减弱，出现小腿肿胀，下地活动后尤为明显。因此，关节置换术后关节、小腿肿胀是很常见的现象。

这种肿胀一般在术后 7 天以后逐渐减轻，但完全消退要等到术后半年左右。肿胀较重的患者可以减少下地活动的次数，并注意抬高下肢以促进静脉回流。

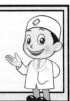

· 术后腿部肿胀是正常现象，以术后 1 周内最为严重，可能会持续至术后半年左右。

65 术后下肢皮下淤血是怎么回事？

有的患者关节置换术后出现下肢皮肤发紫，即下肢皮下淤血的现象，这是怎么回事？

术后皮下淤血的一个原因是术后关节内部分积血会通过关节周围的软组织间隙逐渐渗到皮下，导致皮下淤血。这种淤血受重力作用，多位于位置较低的靠近床面的皮肤处。

术后皮下淤血的另外一个原因与应用预防血栓的药物有关。关节置换术后，为了预防静脉血栓会给患者应用预防血栓的药物，但预防血栓的药物的副作用就是使出血的风险增加。这种皮下淤血并不局限于靠近床面的皮肤处。对于皮下淤血严重的患者，可考虑停用预防血栓的药物。

但是，不用担心，皮下淤血一般在术后 3 ～ 4 周可自行消失。

· 术后下肢皮下淤血、发紫是正常现象，一方面与手术淤血吸收有关，另一方面与术后使用预防血栓的药物有关。

· 皮下淤血一般 3～4 周可自行消失。

66 有人放置引流管，有人不放，是怎么回事？术后几天能拔掉引流管？

人工关节置换术后放置引流管的目的是将关节内的积血、渗液引流出来，一般术后 1～2 天就可拔掉。

但有的手术医生并不常规放置引流管。原因在于：①随着人工关节置换术的进步和成熟，手术引起的出血明显减少；②有的医生通过研究观察发现，不放置引流管，术后肿胀并没有明显加重。

其实放不放置引流管并不是绝对的，这与患者术中的出血情况、医生的习惯等因素有关。患者对此不必过于纠结。

另外，放置引流管的患者在拔出引流管后引流口并未闭合，可能会从引流口渗出陈旧性血液。如果渗出较多，浸透敷料，应及时更换敷料。通常拔管 1～2 天后引流口会逐渐闭合，停止渗出。

· 术后放或不放引流管都没有对错，取决于医生根据手术情况所做的选择。

67 手术前需要放置导尿管吗?

手术前放置导尿管的目的在于避免麻醉后出现排尿困难、尿潴留,同时便于术中观察尿量。但随着麻醉和人工关节置换技术的进步,越来越多的关节中心在膝关节置换术前可以不放置导尿管。笔者所在的医院早在 2013 年前后,对于常规的初次行关节置换术的患者,术前不再放置导尿管。

根据我们的临床观察,只有大约 5% 的患者术后会出现排尿困难、尿潴留的现象。对于这部分患者,坐起后仍无法排尿的情况下,可能需要放置导尿管,一般术后 2 天患者下地活动后拔掉即可。

· 手术不需要常规放置导尿管。

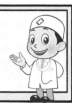

68 伤口需要经常换药吗?

在病房,一说换药,好多第一次做手术的患者就非常害怕,认为换药很痛苦,其实是夸大了。说到换药,实际上没有"药",只是更换纱布敷料。

伤口覆盖纱布的目的是隔绝外界细菌,保持伤口清洁,以利于伤口愈合,尤其是在术后早期,伤口还没有长好,细菌有可能通过伤口进入体内,也有可能从外界感染。伤口覆盖纱布的另一个目的是吸附渗出的液体，保持伤口干燥。所以，换药围绕上述两个目的，只要有渗出，敷料外层被浸湿，就需要更换。术后早期，伤口渗出比较多，换药需比较勤，越往后，换药次数越少，直到拆线。

换药次数绝不是越多越好，因为频繁换药会增加伤口接触外界的次数，干扰伤口的对合，不利于术后早期的抗感染。通常 3 ～ 4 天后很少再需要换敷料，直到拆线。

- 伤口换药其实并没有特别的药，只是用酒精等消毒液清洁伤口后更换干净的敷料。
- 如果伤口敷料干燥，则不需要频繁换药。

69 术后发生静脉血栓，怎么办？

在正常情况下，血管内壁非常光滑，血流保持一定的速度流动，所以血液中的成分并不容易淤滞并堵塞血管。

但是，人工关节置换患者，由于术中对部分血管内壁不可避免地损伤、术中止血带导致血流停滞及术后卧床所致血流减慢，术后出现静脉血栓的风险比较高。即使术后常规采用足底静脉泵、抗凝药物等方式预防血栓，仍会有部分患者出现静脉血栓，尤其是高龄、静脉曲张、以前患过静脉血栓及术后对疼痛敏感而不敢活动的患者出现静脉血栓的概率较大。

那么，万一术后出现了静脉血栓，怎么办？

这要看血栓的具体部位。如果血栓位于小腿肌间静脉，也就是肌间静脉血栓，则不必紧张。肌间静脉血栓在术后很常见，即使采用了各种预防血栓的方法，仍然有不少患者术后会出现肌间静脉血栓。但是，肌间静脉血栓脱落的风险很小，发生后进行规范的抗凝治疗即可，并不影响术后的康复锻炼。

如果血栓位于大静脉，如腘静脉、股静脉等，这种血栓发生率很低，但其影响较肌间静脉血栓大，通常会引起下肢明显肿胀，而且血栓脱落的风险较肌间静脉血栓大，危险性也更高，需要肢体进行一段时间的制动，有的可能还需要放置静脉滤网。

> · 术后发生静脉血栓时不必惊慌。
> （1）多数患者术后会发生"肌间静脉血栓"，但并不影响术后的康复锻炼和下地活动。
> （2）少数血栓位于腘静脉、股静脉等大静脉，可能需要一段时间的制动。

70 术前医生强调肺栓塞的风险，真的那么可怕吗？怎么预防？

人工关节置换的患者，如前文所述，易于形成下肢静脉血栓，甚至发生肺栓塞。

肺是人体的呼吸器官，也是全身组织所需氧气的来源。发生肺栓塞后，人体的氧气供应就会受到影响。如果是大面积的肺栓塞甚至会危及生命。人工关节置换术后发生肺栓塞的风险约为0.1%。虽然肺栓塞是一种比较罕见的并发症，但确实很可怕。

肺栓塞的预防基于改善血液的高凝状态，主要有物理方法和服用预防血栓的药物两种。

物理方法包括术后早期进行勾脚练习以促进血液流动，尽早下地活动，放置足底静脉泵、穿弹力袜等。

　　预防血栓的药物种类比较多，包括香豆素类（如华法林）、低分子肝素（如速碧林），以及直接作用于凝血酶的药物（如拜瑞妥）及阿司匹林等。

　　通过术后使用预防血栓的药物，并辅以放置足底静脉泵、穿弹力袜等物理方法，同时鼓励患者术后早期进行勾脚练习以促进血液流动和尽早下地活动，人工关节置换术后肺栓塞尤其是致命的肺栓塞已变得很罕见，但对于既往有静脉血栓病史的高危患者仍需要提高警惕。当出现突发的胸闷、胸痛、血氧饱和度下降等症状时仍需要注意是否发生了肺栓塞。

　　· 关节置换术后发生肺栓塞的风险约为 0.1%，虽然很少见，但确实很可怕。

　　· 当出现突发的胸闷、胸痛、憋气等症状时需要注意是否发生了肺栓塞。

　　· 预防肺栓塞的关键在于术后早活动、早下地。

71 住院期间如何配合医生进行康复锻炼？

　　髋关节置换术后的康复锻炼与膝关节置换相比要简单，因为髋关节屈伸活动度的锻炼不像膝关节难度那么大。

　　卧床情况下多进行勾脚绷腿锻炼，促进血液循环，预防血栓。

　　要注意定时翻身，翻身时要在大腿之间夹枕头以防术侧大腿内收而引起脱位，翻身应向健侧翻，避免压迫患侧的伤口，如为双侧髋关节同时置换，不得不向患侧翻身时，翻身的时间不应过长。术后第一天应将患者床头摇高，扶患者坐起，并鼓励患者积极咳痰，尤其是气管插管全麻的患者，气管和肺部蓄积了不少痰液，如不及时排出可能引起肺不张、肺部感染。在此期间患者还应积极进行勾脚练习。

在进行髋关节X线检查确定关节假体位置良好后，患者应尽早下地，因为下地后下肢血液循环会加速，能很好地预防静脉血栓的形成。第一次下地活动时一定要注意安全，我们提倡先在床边坐一会，适应后再在习步架辅助和有经验的医生帮扶下在床边站一会，如感觉尚可，无头晕等不适，可尝试行走等活动。行走时注意脚步要小，且双脚和习步架之间保持一定的距离，这样才能保持稳定。有的老年人体质比较弱，第一次下地头晕等症状严重，则在床边站一会即可，不可操之过急。

待肿胀和疼痛减轻后，患者可进行勾脚抬腿练习，锻炼股四头肌肌力。刚开始可以在膝关节下方垫一个枕头，练习勾脚抬小腿。还可以练习髋关节的屈伸：平躺时可将脚面放在床上进行髋关节的屈伸练习，但术后6周内为了防止脱位，一般髋关节屈曲角度不超过90°。

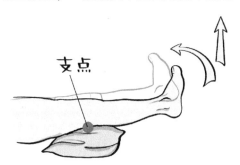

住院期间，患者在医生指导下应练习并学会几个动作：从平躺到坐在床边、站起、坐下、坐便、扶习步架行走。这样在回家后基本能生活自理。

（1）从平躺到坐在床边：患者平躺着将身体挪到床边，用健侧足背托起术侧脚后跟，在臀部和双手的三点支撑下将腿部转到床外，慢慢屈曲膝关节使双脚着地，上身坐起。

（2）站起：术后早期因担心脱位，术侧髋关节屈曲一般不宜超过90°，因此在站起的过程中应先将术侧腿部向前伸，在双手扶习步架和健侧大腿的支撑下慢慢站起，然后将术侧腿部收回。

（3）坐下：要注意术侧髋关节屈曲一般不宜超过90°，其过程与站起正好相反。坐下时以双手扶习步架和健侧大腿为支撑，在坐下过程中将术侧腿部向前伸，慢慢坐下，然后将术侧腿部收回。

（4）坐便：学会了站起和坐下的动作后，坐便的动作就是将坐下和站起结合起来即可。但一般坐便器比较矮，建议配置一个坐便椅。

（5）扶习步架行走：要注意"先挪架子后迈腿"，行走时注意脚步要小，且脚步和习步架之间保持一定的距离，这样才能保持稳定。

总之，髋关节置换术后早期以卧床静养为主，下地活动为辅，住院期间需要学会的日常活动为坐、站、如厕、翻身夹枕头。

·髋关节置换术后早期的康复锻炼包括：

（1）学会基本的日常活动：坐、站、如厕、翻身夹枕头。

（2）腿部肌肉锻炼：勾脚抬小腿。

---

72 术后多长时间可以出院？

一般关节置换术后3天左右即可转往康复病房，术后2周左右在康复医院拆线后就可以出院回家了。如果伤口情况良好，身体一般情况平稳，也可以提前出院。

73 术后早期可以坐长途车或飞机回家吗？

髋关节置换术后由于担心人工髋关节脱位风险，一般6周内髋关节屈曲度不要超过90°。在回家的交通工具的选择上也需要考虑该因素。可以坐卧铺或将椅子放平的商务车，如果坐飞机的话建议选择商务舱。

考虑到术后早期关节仍有肿胀，长时间坐车可能会加重关节肿胀情况，坐长途车时建议间断抬高下肢。

74 术后何时才能恢复平时的各种用药？

由于麻醉的因素，很多时候麻醉医生会限制患者术后6小时内进食，一旦过了这个时限，患者就可以恢复平时用药，尤其是治疗高血压、心脏病的药物更需要及时恢复。

但是，由于术后都会应用抗凝药物，平时服用的阿司匹林、氯吡格雷（波立维）、华法林等药物就不需要服用了，待术后应用的抗凝药物停用后再恢复用药。另外，对于糖尿病患者，为了更好地控制血糖，术后可能会使用一段时间短效胰岛素，这时平时应用的降糖药或中效胰岛素等需要根据内分泌科医生的意见进行调整。有些患者平时服用免疫抑制剂，会影响身体抵抗力，可能增加感染风险，应该咨询医生，看是否需要暂停一段时间。

75 出院后有哪些注意事项？

（1）预防跌倒和外伤

1）术后6周内扶习步架保护。

2）术后6周内肌腱尚未完全愈合，最好穿防滑鞋、浴室铺防滑垫。

3）关节完全康复后也需要预防跌倒和外伤，防止人工关节周围发生骨折。

（2）预防感染：不仅要关注手术关节部位的情况，当身体其他部位出现感染灶时，也需要积极处理，以防止感染通过血液传播到人工关节部位。

虽然人工关节置换术后感染多发生在术后 1 年内，但笔者也接诊过不少术后 7 年、8 年，甚至 10 多年发生假体周围感染的患者。有的是因为肺炎或尿路感染后发生了关节假体周围感染，有的是因为皮肤破溃或疖、丹毒等软组织感染没有及时处理，还有的是因为拔牙时没有及时使用抗生素预防感染，等等。

（3）康复锻炼：人工关节置换术后需要半年至一年的康复期。在此期间需要坚持进行康复锻炼。

注意上午多练，下午少练，晚上不练。

在康复锻炼的过程中应该根据关节肿胀、疼痛的情况调整锻炼量。在术后 6 周至 3 个月的康复锻炼过程中，通常关节出现轻中度疼痛、肿胀现象。如果经过一个晚上的休息，症状明显缓解，则不必担心；否则就应该休息，减少锻炼量。如果症状明显，可以在锻炼后进行冰敷，外用或口服抗炎镇痛类药物（NSAIDs），如扶他林等。

（4）预防脱位：术后 6 周内，由于关节周围软组织没有完全愈合，人工髋关节脱位风险比较大，需要注意预防脱位。

1）髋关节屈曲不宜超过 90°，避免坐过矮的座位。

2）避免手术侧下肢内收，翻身时在两个膝盖和大腿之间夹枕头，避免手术侧跷二郎腿。

（5）注意人工关节的"保养"，定期复查，避免从事重体力劳动。

· **出院后注意事项**：

（1）预防跌倒和外伤。

（2）预防感染。

（3）坚持康复锻炼，上午多练，下午少练，晚上不练；积极应对关节疼痛和肿胀。

（4）预防脱位。

（5）注意人工关节的"保养"，定期复查，避免从事重体力劳动。

第四篇

出院后常见问题和对策

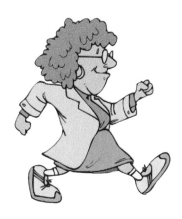

76 出院后如何进行康复锻炼？

出院后早期仍以卧床静养为主，下地活动为辅。可在卧床时继续住院期间的锻炼：勾脚抬小腿练习和脚面放在床上的髋关节屈伸练习。可适当扶习步架下地行走活动，活动量视下肢的肿胀情况酌情增减。

术后6周内，肌肉组织基本愈合，可开始锻炼臀中肌的肌力——患者向健侧侧躺，患肢向侧后方抬起。臀中肌锻炼很重要，一定要坚持锻炼，不少患者髋关节置换术后出现疼痛，原因就是臀中肌肌力不足。随着肌力的恢复，患者可逐步脱离习步架、拐杖等辅助工具。

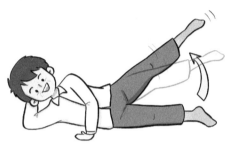

术后6周后，随着髋关节周围组织的愈合，髋关节稳定性增加，可加强髋关节屈曲活动锻炼，逐步使髋关节屈曲活动度达到并超过90°。刚开始如果髋关节屈曲困难，可以俯卧在床边，将术侧腿悬空，利用重力作用进行屈伸髋关节练习。随着髋关节活动度的增加，可以通过仰卧位或坐位、屈膝屈髋、抱大腿的方式进行，有条件的也可以利用静态自行车练习活动度。

（1）术后6周内：

　　1）腿部肌肉锻炼：勾脚抬小腿。

　　2）适当下地活动。

（2）术后6周后：

　　1）开始侧抬腿臀中肌锻炼。

　　2）开始逐渐增加髋关节屈曲活动度锻炼。

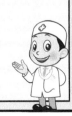

77 术后康复锻炼应该达到什么标准，以便作为康复锻炼的参考目标？

　　有不少患者曾向我们提问："医生，我 × 个星期 / 月前在贵院做了髋关节置换，现在大腿肿胀明显减轻，扶习步架每天下地活动 2～3 次，每次 10～15 分钟，但活动时间长后腿还是会有些肿，髋关节周围还会有些疼痛，这正常吗？"

　　"我的恢复情况正常吗？是否跟得上正常的进度？"这是关节置换患者在术后康复过程中经常会问到的问题。

　　对于人工髋关节置换术后的恢复和康复，我们关心的主要内容有以下几个方面。

　　（1）伤口的愈合：人工髋关节置换术后伤口在 2 周时应该完全愈合。如果此时伤口仍有渗出液渗出，应及时联系医生。

　　（2）下肢肿胀：人工髋关节置换术后大腿肿胀是很常见的现象，部分患者甚至出现膝关节、小腿的肿胀。这种肿胀一般在术后 3 天会逐渐减轻，但完全消退要等到术后 6 周左右。有的患者由于下肢静脉回流不好，下地活动过多后可能仍会出现下肢肿胀，但休息一晚后晨起时肿胀便会减轻，如肿胀严重，应减少活动量。

　　（3）疼痛：人工髋关节置换术后肌肉等组织的愈合需要 6 周左右的时间，因此在此期间仍会出现伤口疼痛。此后，由于瘢痕的形成及臀中肌肌力弱等原因，也会出现行走后疼痛的症状。

　　（4）关节活动度：人工髋关节置换术后早期，为防止脱位，将髋关节屈曲度限制在 90° 以下。术后 8 周以后，随着髋关节周围组织的愈合，髋关节稳定性增加，可加强髋关节屈曲活动锻炼，逐步使髋关节屈曲活动度达到并超过 90°。一般术后 3 个月时，髋关节屈曲活动度达到并超过 90°，基本要求是能自行穿鞋袜和裤子，如果髋关节活动度锻炼较好，可以完成下蹲动作。

（5）行走：人工髋关节置换术后一般 1～2 天后可下地活动（生物固定型假体可能酌情稍晚下地或下地时部分负重，翻修的患者何时下地需遵医嘱），术后 6 周开始练习臀中肌肌力。随着臀中肌肌力的加强，一般术后 3 个月可脱离习步架、拐杖等辅助工具。

对于前面患者的提问，我们的回答是"您的肌肉等组织仍处于修复期，活动后有些肿胀、疼痛是正常的，只要伤口没有异常，休息后可缓解，就不必担心。如果症状严重，可以适当减少下地行走等活动，同时适当服用镇痛药物"。

当然，年龄不同，体质不同，术后恢复和康复的速度也不尽相同，尤其是肌肉力量和行走能力的恢复速度不同。

・人工髋关节置换术后康复锻炼标准：

（1）伤口：2 周愈合，干燥，无渗出。

（2）髋关节活动度：术后 6 周开始锻炼，术后 3 个月超过 90°。

（3）行走：术后 3 个月完全脱拐或习步架。

（4）臀中肌力量：术后 6 周开始侧抬腿锻炼，术后 3 个月达到侧抬腿坚持 30 秒。

・术后疼痛、下肢肿胀是正常现象，若总体逐渐减轻就不用担心。

78 术后什么时候可以上下楼梯？

术后早期由于肌肉力量尚未恢复，不建议上下楼梯。术后 6 周以后，随着肌肉的愈合和肌力的增强，可以尝试练习上下楼梯。开始时，要借助拐杖和扶手等工具，并在家人陪同和保护下进行。对于单侧关节手术的患者，上台阶时健腿先上，下台阶时术腿先下，为便于记忆，可称为"好上坏下"。两步一个台阶。双侧同时进行关节置换手术的患者，哪条腿恢复得更有力，则哪条腿就是"健腿"。

怎样判断进行人工髋关节置换术后的腿肌肉力量已经足够强大，可以进行上下楼锻炼？

一个简单办法：如果不需要双手支撑，仅仅依靠双腿的力量就能从坐位站起来，说明可以开始上下楼梯锻炼了。

上下楼锻炼不但使腿部肌肉变得更有力量，同时也能改善身体平衡能力。

79 术后多长时间可以不用借助习步架、拐杖等辅助工具行走？

术后主要看股四头肌和臀中肌力量恢复情况。一般术后 6 周左右就可以不用借助习步架、拐杖等辅助工具正常行走。

80 复查重要吗？什么时候复查？复查需要拍 X 线片吗？

定期复查很重要。汽车都需要定期进行保养和检测，更别说装入人体的人工关节了。

人工关节置换术后复查的时间点为术后 6 周、3 个月、6 个月和 1 年。

术后 6 周的复查主要是看伤口和功能康复情况，一般不需要进行 X 线检查。如果关节活动度康复效果不好，可以在麻醉下通过推拿手法进行改善。

术后 1 年内关节抗感染能力相对较弱，需要除外感染发生的风险。术后 3 个月、6 个月、1 年的复查一方面是看康复的效果并进行相应的指导，另一方面是要除外感染发生的可能，因此每次复查都需要进行 X 线检查以查看假体的情况。

术后 1 年以后每年进行一次 X 线检查以查看假体的情况。定期检查，并将片子保留好，医生可以根据这些片子进行前后比较，判断人工关节有无磨损、松动、感染等，并据此进行早期处理。

- 术后复查很重要，复查时间：术后 6 周、3 个月、6 个月、1 年。
- 术后 1 年以后每年复查一次 X 线片，以查看假体的情况。

81 如果来门诊复查很不方便，是否可以网上或电话复查？

如果恢复情况良好，无明显疼痛、伤口红肿、渗出等特殊不适，可以在当地医院进行关节 X 线检查。

如果需要找自己的手术医生进行网上或电话复查，则需要提前和手术医生沟通，获取手术医生的联系方式。

- 人工关节置换术后 3 个月内，患者最好能来门诊复查一次，以便评估康复锻炼效果，必要时可进行相应的处理。

82 出现什么情况时必须尽快和医生联系？

患者出现以下情况时必须尽快和医生联系。

（1）出现可疑的感染征象，如伤口愈合后又出现红肿、皮温升高，甚至有渗出等。

（2）摔伤后出现髋关节疼痛。

（3）可疑髋关节脱位。

患者出现以上情况时不可讳疾忌医，虽然不一定有大问题，但需要经过医生的甄别。

83 金属安装在体内，以后坐飞机过安检或做磁共振怎么办？

住院期间，患者可以办一个"关节置换证明卡"，或者每次坐飞机前，带上出院诊断证明书。

现在的人工关节假体材料一般都是非磁性的，不影响做磁共振。当然，也可以找手术医生开具一份相应的证明材料。

84 出院后手术关节一直肿胀、皮肤发烫，这正常吗？

关节肿胀、发烫在人工关节置换术后的患者中十分常见。

术后，由于手术的创伤及人工关节假体的异物反应等原因，很长一段时间都会出现关节肿胀、发烫。这种肿胀一般术后前几天最严重，1周后逐渐减轻，但完全消失需要 3 ～ 6 个月甚至更长的时间。这是因为手术本身造成的伤害需要一段时间才能完全愈合，另外，体内置入的人工关节毕竟是外来异物，一段时间内，人体对该异物会有排斥反应，关节内出现肿胀、发烫。这种反应因人而异，有些患者术后6周就消失，而有些患者则需要更长的时间。但随着组织的愈合及机体对人工关节的适应，肿胀一定会消失。

> · 人工关节置换术后关节肿胀、发烫是正常现象，会逐渐减轻，一般持续到术后3个月至半年。

85　刀口摸起来疙疙瘩瘩，偶有黑线头冒出，怎么办？

有时术后刀口处会有黑线头冒出，这是由于皮下的缝线未能吸收，而且距离皮肤表面太近，作为异物从刀口处排出。出现这种情况时不必惊慌，可以安心地等待线头自行排出，也可以让医生将线头拔出。在线头排出的过程中，可以定期外用酒精消毒，以及无菌敷料贴敷，以免引起感染。

> · 术后伤口有黑线头冒出，可能还会有渗液，这是皮下的缝线未能吸收所致。
> · 在线头排出的过程中，可以定期外用酒精消毒，以及无菌敷料贴敷，并口服抗生素，以免引起感染。

86 术后髋关节疼痛仍不能缓解，怎么办？

　　关节置换的一大目的就是解除疼痛，如果术后仍残留持续的疼痛，那么手术的效果将大打折扣，所以不管是患者还是医生，必须予以重视，积极寻找原因，寻求解决之道。

　　尽管人工关节置换技术已经很成熟，但仍有患者术后对手术效果不是很满意，其中一个原因是术后仍有关节疼痛。

　　术后前 6 个月内的疼痛，多是手术创伤、血肿、组织反应等造成的，随着伤口愈合，血肿吸收会慢慢消退。这段时间是新关节和身体磨合阶段，锻炼很重要。如果疼痛影响功能锻炼，需要找医生积极处理疼痛，必要时可以使用镇痛药等。总体来说，随着时间的推延，术后疼痛程度会越来越轻。当然，由于患者个体、病情不同，术后恢复也有差异，大部分患者术后 3 个月后疼痛都能得以缓解，也有个别患者需术后 1 ～ 2 年疼痛才完全消失。

　　如果术后疼痛一直没有缓解，或者反而逐渐加重，或者晚上也痛，关节休息不动也痛，这时就应该停止锻炼，到医院复诊，进行血常规、血沉和 C 反应蛋白检查，必要时还要做核素扫描，排除关节感染。

　　少数患者术后 6 ～ 12 个月关节疼痛缓解仍不理想，对于这类患者，除了检查人工关节安装的效果、锻炼过程中周围韧带是否有损伤等外，还应检查患者的腰椎。有骨关节病的老年患者，很多会同时伴有腰椎的问题。部分患者置换关节后，两腿能伸直了，活动也多了，原来因不活动而被掩盖的腰椎问题也就浮现出来。腰椎不好也会影响下肢的神经，造成髋、膝关节疼痛。

> ·髋关节置换术后在排除早期手术创伤相关的疼痛后，
> 应排查感染或腰椎疾病等原因。

87 术后出现跛行，正常吗？

髋关节置换患者术前比较关心的一个问题："术后两条腿会一样长吗？走路是否会一瘸一拐。"

一般来说，成人双侧下肢长度相差 2cm 以内不会导致跛行，而医生通过术中的测量基本上能将双侧下肢长度的差距控制在 2cm 以内。但下列情况患者术后可能仍会跛行。

（1）患者术前长时间跛行，导致骨盆倾斜、腰椎侧弯，术后腿部长度虽然已矫正，但由于骨盆倾斜并未矫正，仍可能跛行。

（2）双侧髋关节病变的患者，做完一侧人工髋关节置换术后，术侧下肢恢复了正常长度，但另一侧仍为异常长度，则会出现双侧下肢长度不一致。

（3）髋关节肌肉软组织比较松弛。对于肌肉软组织比较松弛的患者，尤其是老年患者，医生不得不通过拉长肢体将肌肉软组织撑起来，从而维持人工髋关节的稳定，降低脱位风险，这会导致双侧下肢长度不一致。

（4）臀中肌的力量不足。有的患者由于术后大腿后外侧的肌肉（主要是臀中肌）的力量不足，走路会呈"摇摆"步态（又称"鸭步"），看起来像是跛行，其实双腿长度基本相同。这种情况通过努力锻炼臀中肌力量就能改善。

当然，手术台上双侧下肢由于隔着厚厚的无菌单，而且受患者手术体位的限制，难免会出现长度比较的误差。

如果术后下肢长度不一、相差较大，出现跛行，建议通过鞋底厚度矫正，以免长期跛行造成腰椎侧弯。

- 髋关节置换术后走路出现跛行有两大原因：一是双下肢长短不同；二是臀中肌的力量不足。
- 如果双下肢长短差异较大，超过2cm，建议通过鞋底厚度矫正。
- 如果是因为臀中肌的力量不足导致的跛行，应该进一步加强臀中肌的力量锻炼。

88 术后有脚趾发麻，不能抬起，医生说是神经损伤，怎么办？

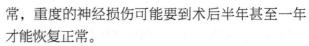

髋关节置换术后脚趾发麻，不能抬起，这可能是术中因牵拉或压迫导致的坐骨神经损伤。这是髋关节置换术中比较少见但严重的并发症，在重度先天性髋臼发育不良，需要在髋关节置换术中延长下肢的患者中，由于可能会导致神经的牵拉损伤，发生坐骨神经损伤的概率会比其他患者高。

发生上述神经损伤后要注意使足部保持在踝关节 90° 中立位，同时辅以营养神经的治疗。轻度的神经损伤一般术后数天即可慢慢恢复正常，重度的神经损伤可能要到术后半年甚至一年才能恢复正常。

神经损伤大多数都能恢复。大多数不完全损伤的病例于术后 6 周内即有神经功能恢复迹象，半年内神经功能可完全恢复。如果患肢神经功能在半年内仍未恢复或术后早期即有进行性加重，则应行手术探查。

在神经恢复的过程中，一方面应以矫形鞋或下肢石膏托固定等方式使足部保持在踝关节 90° 中立位（图 88-1），以防出现足下垂或马蹄足畸形，

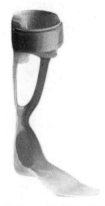

图 88-1　提足矫形器

同时辅以营养神经药物治疗。另一方面，患者应继续进行功能锻炼。髋关节置换术后神经损伤以腓总神经多见，表现为足趾、足背、小腿外侧感觉缺失，足背伸乏力，但大腿部肌肉运动及屈膝等尚可，应注意锻炼大腿部肌肉，以防止肌肉萎缩。

　　神经生长速度很慢，每天生长约1mm，所以神经损伤后恢复的过程可能会比较漫长。在给予营养神经治疗及密切观察皮肤感觉及运动功能恢复情况的同时，一般给予3～6个月等待神经损伤的恢复。如果恢复进展很慢甚至加重，可行肌电图检查以鉴别神经损伤的部位，并积极准备行神经探查。

> · 髋关节置换术后出现神经损伤，导致脚麻不能勾脚的情况非常少见，一般3～6个月可逐渐恢复正常。

89　术后腿还是肿，正常吗？

　　术后腿肿与手术有关，手术切开关节，一定会切断很多小静脉，对于这些小静脉，手术医生会仔细止血，但手术完毕后不会再重新缝合接通。我们知道，静脉是血液流回到心脏的通道，因为术中受到人为的破坏，在术后一段时间内，肯定会有小腿静脉回流不佳，血液循环较差，这就是活动后或者下午时腿更肿的原因。对老年患者来说，他们本身血液循环功能就比较差，术后恢复相对要慢。根据我们的临床观察，大多数患者术后3～6个月内随着康复锻炼，新的静脉能够重新建立起来，腿肿的现象可逐渐消失。

　　一般来说，如果患者只换了一侧的人工关节，肿胀也应该只有一侧，如果出现两侧小腿都有肿胀，就要注意了，需要检查是否有其他问题，如营养不良等，也会引起术后腿肿胀。因此最好请内科医生会诊。

笔者建议，术后有腿肿的患者，仍要坚持康复锻炼，不要因为害怕肿胀而放弃活动。相反，活动可以更好地促进静脉血管的重新建立。活动以少量多次为原则，每次活动后将下肢抬高，同时加强勾脚绷腿锻炼，加快血液回流。

> · 髋关节置换术后腿肿是正常现象，一般术后 3 ～ 6 个月会逐渐消失。

90 术后如何预防关节脱位？

术后 6 ～ 8 周，髋关节屈曲活动不要超过 90°。同时要注意避免过度内收、内旋或外旋的动作。过度内旋的动作如坐着时向术侧外侧弯腰，并将小腿向外侧偏出的穿鞋动作；过度外旋如过度盘腿的动作。

术后 3 个月，髋关节周围组织愈合，稳定性增加，髋关节屈曲活动度可达到并超过 90°。

应在髋关节外展、轻度外旋的情况下从大腿内侧方穿鞋、穿袜。髋关节在外展的情况下比较安全，不容易脱位。

另外，要注意切忌弯腰提重物。

91 活动关节时，经常有响声，怎么回事？

有的患者在人工髋关节置换术后活动髋关节时会出现"嘎吱嘎吱"

的响声，这是人工关节的股骨头和髋臼之间发出的机械性摩擦声。陶瓷股骨头－陶瓷内衬的人工髋关节假体可能会发出这种异响。

92　术后仍然行走乏力，怎么办？

好多患者在术后早期练习下地行走时，感到大腿"没劲儿"，迈不开步，两腿发沉，总想休息，这其实是肌肉力量不足的表现。行走需要足够的大腿力量，而好多关节病患者因为术前疼痛，下地活动很少，肌肉发生了一定程度的失用性萎缩，力量自然下降，再加上术前锻炼不充分，所以很容易出现这样的情况。

对于这些大腿"没劲儿"的患者，应该继续练习股四头肌和臀中肌的力量，等到可以将直腿抬高和侧方抬腿动作做好之后，行走自然就容易了。练习方法如下所述。

（1）直腿抬高：平躺在床上，腿平放，先勾脚，然后绷直膝盖把腿抬起来，抬离床面 30cm，保持 10 秒，然后放下，再重复这个过程；髋关节置换后前几周，由于髋关节还没有恢复，可以先做勾脚抬小腿锻炼，即在膝盖下垫一个枕头，勾脚绷腿抬小腿。这样锻炼的好处是腿部重量主要压在膝盖下放的枕头上，而不是人工髋关节上。

（2）侧方抬腿：患者向健侧侧躺，患肢向侧后方抬起。此锻炼一般在术后 6 周后开始进行。

为了能够在术后早期下地活动，在术前几周就应该锻炼肌肉力量，这样才不至于耽误锻炼计划，也能加快恢复速度。

> ·髋关节置换术后行走乏力，提示需要继续加强肌肉的力量锻炼，尤其是臀中肌和股四头肌的力量锻炼。

93 术后腰痛、脚踝痛加重，怎么回事？

有的患者做完关节置换术，经过一段时间康复后，手术关节不痛了，但是腰痛、脚踝痛却加重了，是怎么回事呢？

这得从我们人体的结构说起。人体在站立或行走时，腰、髋、膝、踝、足部构成了承重轴，这条承重轴通过骨盆与腰椎相连。所以，人体在站立或行走的过程中，腰、髋、膝、踝及足部都是连带的。一个部位出现了问题会使得其他部位做出调整来适应。一个典型的例子是，下肢不等长、长期跛行的人，会连带出现脊柱侧弯、骨盆倾斜、髋内收、踝外翻负重等改变。

对于髋关节置换的患者，尤其是术前畸形（如短缩、活动受限）比较明显的患者，术后畸形得以矫正，表明走路的步态和腰、髋、膝、踝、足部这个承重轴都要做出相应的调整和改变。在调整和改变的过程中，就可能会出现腰痛、脚踝痛加重的情况。一般来说，这个过程需要 1 年左右。经过人体的适应，相应的症状也会逐渐减轻。

· 髋关节置换术后腰部、脚踝等在站立、行走时需要进行相应的调节，可能会出现腰痛、脚踝痛加重，一般 1 年左右这种症状会逐渐减轻。

94 术后多长时间可以沾水？多长时间可以洗澡、游泳、泡温泉？

　　都说人工关节置换术后最怕感染，所以不少患者术后很长时间都不敢让刀口沾水，担心过早沾水刀口会长不好或引起感染。那到底术后多长时间可以沾水、洗澡呢？

　　一般来说，人工关节置换术后 2 周刀口就已长好，可以拆线，但拆线后会出现针眼。拆线后 1 周，待针眼封闭后就可以沾水了。拆线后 2 周，也就是术后 1 个月左右，痂皮会自动脱落，可以放心地洗澡、游泳、泡温泉了。

95 术后多长时间可以开车？多长时间可以去旅游？

　　人工关节置换术后，为避免脱位的问题，一般 6 周内不建议开车。6 周后可尝试开车，刚开始不建议长时间开车，因为这可能会引起关节不适，疼痛、肿胀加重，影响康复。

　　术后多长时间可以去旅游主要取决于患者恢复情况。如果术后步态很稳，长距离行走后髋关节疼痛、肿胀不明显，就可以去旅游。一般手术半年以后才可去旅游。

96 哪些患者容易出现术后感染的风险增高？

古往今来，人类想尽各种方法生产出各种药物来阻止细菌的感染，但是细菌又不断产生抗药性，逃避药物的攻击，就这样，人类与细菌年复一年地斗争着，但至今人类仍未获得全胜。术后感染依然困扰着外科医生。

人工关节置换手术最怕感染。关节假体作为异物置入体内，抗感染能力较弱，细菌、真菌等易于在关节假体周围生长、繁殖。目前国际大量研究报道的数据统计显示，人工关节置换术后感染的发生率为 $0.5\% \sim 1\%$，人工髋关节置换术后感染发生率低于膝关节置换术，其中大部分发生在术后 $1 \sim 2$ 年内。笔者所在医院每年约进行 2000 例人工关节置换手术，术后不幸发生感染的患者有 $1 \sim 5$ 例。

有许多影响身体抵抗力的因素，如高龄、营养状况差、糖尿病、类风湿关节炎、长期使用激素、术前使用免疫抑制剂、身体其他部位存在潜在感染灶（如脚气、牙龈炎、丹毒、皮肤破溃化脓、肺炎等），以及皮肤血液循环差等，可能会导致术后发生感染的概率增加。

术后一旦发生感染，可能会导致手术彻底失败，所以术后感染仍被视为人工关节置换术后最严重的并发症。

· 髋关节置换术后感染风险虽然不高，一旦发生，处理起来将非常棘手。

· 有许多影响身体抵抗力的因素可能会导致术后发生感染的概率增加，如高龄、营养状况差、糖尿病、类风湿关节炎、长期使用激素、术前使用免疫抑制剂、身体其他部位存在潜在感染灶等。

97　如何预防术后感染？

导致术后感染风险增高的因素是可以改善的，这就需要我们在手术前提前进行准备。

（1）控制血糖：如果患者有糖尿病，需要住院前将血糖调整好。目标血糖值为：空腹为 8mmol/L 以下，餐后为 10mmol/L 以下。

（2）处理身体潜在感染灶：如果患者有口腔方面的问题，应在手术前去口腔科进行处理；如果有脚气，应该前往皮肤科进行处理，并在手术前每天使用消毒液进行清理；如果有皮炎、皮肤破损等问题，应进行相应的诊治，保证手术前皮肤破损处干燥、无渗液。

（3）调整用药：如果因为其他疾病需要长期使用激素或免疫抑制剂，应在手术前前往相应的专科就诊，看能否调整剂量或暂停使用（注意：激素的用量调整需要一个缓慢的过程，不能马上停用，以免发生危险）。

（4）避免在手术前 1 个月进行髋关节玻璃酸钠注射等关节穿刺治疗。

（5）戒烟：吸烟会增加术后肺部并发症发生率，也会增加感染风险。

人工关节置换术后需要预防感染。当身体其他部位出现感染灶时，需要积极处理，以防感染通过血液传播到人工关节。虽然人工关节置换术后感染多发生在术后 1～2 年，但笔者也接诊了不少术后 7 年、8 年，甚至 10 多年发生假体周围感染的患者。有的是因为肺炎或尿路感染后发生了关节假体周围感染，有的是因为疖或丹毒等软组织感染没有及时处理，还有的是因为拔牙时没有及时使用抗生素预防感染，等等。

大多数发生人工关节置换术后感染的患者都是前文所述身体抵抗力较弱的患者，所以我们一方面要积极处理身体其他部位的感染灶；另一方面也应该积极地对影响自身抵抗力的因素进行调节，尽可能地增强身体抵抗力。只有这样，才能最大限度地预防感染。

- 预防关节置换术后感染包括术前和术后预防。
 （1）术前：①控制血糖；②处理身体潜在感染灶；③调整激素
　　 或免疫抑制剂等用药；④避免在手术前 1 个月进行
　　 病变髋关节的穿刺治疗；⑤戒烟。
 （2）术后：当身体其他部位出现感染灶时，需要积极处理。

98 万一术后关节感染了，怎么办？

　　人工关节置换术后感染是最为严重的并发症。一旦发生，处理起来会非常棘手，对于患者和医生来说都是极大的考验和煎熬。

　　一旦人工关节置换术后发生感染，治疗的目的首先是消除感染，其次才是维持关节功能。人工关节置换术后感染一般都需要进行手术干预，清除局部感染。

　　手术干预主要有以下几种方式，医生需综合考虑病情，采取适当的方法。

　　当感染处于较早期，致病细菌明确时，可采用保留假体的治疗。重新打开关节，用消毒液、生理盐水等彻底冲洗关节腔，并清除坏死组织。当患者病情严重，经受不了再次切开手术的打击时，可考虑关节镜下冲洗。但是由于空间有限，清除不是很彻底，治愈率有限。所以，一般还是建议彻底的切开治疗。

　　保留假体的治疗适用面较窄，成功率较低，所以很多情况下都要重新置换新的人工关节。在清除坏死组织后，卸下原来人工关节的同时换上新的人工关节；或者先清除感染组织，卸下原来的人工关节，然后往关节腔内放置一块含有抗生素的骨水泥块，缝合伤口，待感染彻底控制后，再重新放入新的人工关节。这两种方法各有其适用范围，医生需根据患者的情况进行选择。

对于严重的感染，如骨缺损严重、反复感染、细菌毒力强，则只有选择关节融合术或关节切除成形术来治疗感染。当感染危及生命时，甚至需要截肢来挽救生命。

术后感染一般发生在术后前 2 年，但个别患者在术后 10 多年后仍然会出现，所以手术前一定要有思想准备。一旦发生感染，治疗效果的好坏，一方面取决于细菌的毒力和生长繁殖情况，另一方面取决于治疗的时机。患者需要积极配合医生的治疗，寻求解决之道，切不可有惊恐、怀疑甚至敌对的态度而拒绝合作。很多时候，感染并非人为因素造成的，其发生原因以当前的医学知识还很难预测，所以医患双方共同努力预防、治疗才是正道。

- 如果术后出现伤口发红、渗液、发热等可疑感染现象，一定要及早就医。
- 人工关节置换术后感染虽然很棘手，但通过早发现、早治疗，绝大多数都可治愈。

99 术后能下蹲吗？

人工髋关节置换术后 3 个月以后，如果髋关节屈曲活动度能达到110° 以上，是可以做蹲起动作的。但不建议经常做蹲起动作，因为蹲起动作对髋关节的磨损大，会影响人工关节的使用寿命。

100 术后应该多活动还是少活动？人工关节需要省着用吗？

　　人工关节毕竟是机械性的，理论上说，用得越多，磨损也会越多。但是，不必因为担心磨损问题而不敢活动，甚至连日常的行走都进行限制。

　　一方面人工关节假体材料有了很大进步，耐磨性较以前有了进一步提升；另一方面，根据数十万例的随访数据表明，行人工髋关节置换术的患者术后 15 年约有 90% 的人工关节还可以使用，术后 20 年约有 70%。也就是说，大多数人工髋关节可以使用 20 年以上。这还只是二三十年前人工髋关节假体材料的随访数据，相信目前的人工关节效果会更好。

　　所以，对于六七十岁的人工髋关节置换患者，一般不对其日常活动做过多限制，正常走路、旅游是没有问题的，只是注意预防感染和摔倒即可。但对于 60 岁以下、体力活动很活跃的患者，我们会嘱咐省着点用关节，别做剧烈的重体力活动，日常行走之类的活动是没有问题的。